淑徳大学研究叢書 ③7

基礎看護技術の修得における初学者に対する教授者のはたらきかけ

―初学者自身が "感じをつかむ" ことに焦点をあてて―

牧 野 美 幸 著

学文社

はしがき

　本書は，基礎看護技術の演習において，看護技術の実技を学び始めて間もない学生が，自らの感覚を通して"感じをつかむ"ことについて，教員は実際にどのようなはたらきかけをしているのかを明らかにしようとしたものである。

　基礎看護技術とは，文字どおり基礎的な看護技術であり，看護技術とは，「人間として生きていく上で欠かせない諸々の営みを，何らかの理由で維持・継続できない人々に対して，専門的に援助する技術を中心に展開されるもの。また，医学的診断・治療を行うために必要な基礎知識を踏まえ，それに伴って必要な技術も含む」(川嶋，2003，p.15) ものである。

　著者は看護系大学に入学した1年次生および2年次生の基礎看護技術に関連する科目に携わるようになり，24年が過ぎようとしている。時代の流れとともに，学生が学ぶ看護技術の方法や使用する物品などが変化をしていく中で，経験年数を重ねても，教授者の学習者へのかかわりについて，検討の必要性を常に感じている。また，1つの学年全体に行われる看護技術（実技）の授業（技術演習）は，主には複数の教員で行われることから，技術演習の前に教員間での打ち合わせが行われることが望ましいと考えている。

　教員間の打ち合わせは，授業目的，授業内容，教授方法等を共有することの他に，さまざまな角度から検討し，よりよい内容にブラッシュアップすることを目的に行われるものである。

　教員間での事前の打ち合わせが行われた後の，技術演習での教員の学生への実際のかかわりは，学生の反応を見ながら，その反応に合わせて各教員がさまざまな意図や意味を持ちながら，あるいは，工夫をしながら行われている。しかし，同じ技術演習の時間の中で，教員が互いに他の教員の学生へのかかわりの様子をじっくりと観察する機会はほとんどなく，学生の看護技術の習得が促

2

されるようなすばらしいかかわりを教員が行っていても，その教員と学生との間で完結してしまい，他の教員に共有されない現状がある。

　特に初学者である1年次生，2年次生は看護を学び始めて間もないため，相手に合わせて看護技術を行うことを理解し，自身の身体を使って学んでいくためには，教員のかかわりに創意工夫が必要であることは想像に難くない。

　そのため，本書が，技術演習の指導に携わる方に読まれ，教授者の学習者へのかかわりを見直し，気づかなかったアイデアや工夫を取り入れるための検討の場が広がることを望みたい。

2024年3月吉日

牧野 美幸

目　　次

序　章　看護技術演習における教員の学生へのはたらきかけを明らかにすることの必要性

第1節　研究の背景

1．看護学教育における看護技術教育

　近年の高齢者人口の増大を背景に，地域や在宅での医療・看護のニーズが高まり，多様なヘルスケアニーズに対応できる看護専門職の育成が課題となっている。

　特に，大学における技術教育のあり方については，2001年に「看護学教育のあり方に関する検討会（第1次）」が設置され，その翌年2002年3月に出された報告書「大学における看護実践能力の育成の充実に向けて」では，大学卒業時の到達目標について触れており，看護実践能力育成という観点から教育内容のコアを示し，併せて臨地実習指導体制や教育の質向上のための組織づくりが提言された。しかし，学士課程における看護学教育の特徴や，卒業時までに達成すべき看護実践能力の到達目標は何かという課題について十分に議論されていないという指摘から，第2次検討会が立ち上げられ，2004年3月に看護学教育のあり方に関する検討会報告書として「看護実践能力育成の充実に向けた大学卒業時の到達目標」が出された。その中では，学士課程における看護学教育の基本として，看護職に必要な能力を明確にし，その育成を確実に行うことが提言されたという背景がある。

　看護実践能力は，5つの能力群と20の下位能力群で構成され，それぞれの能力の定義や到達目標をふまえ，必要な教育内容と期待される学習成果が示されたが，5つの能力群の1つである「Ⅱ．根拠に基づき看護を計画的に実践する能力」は，多様な対象の特性や状態を理解した上で，科学的に検証された最新

の知識・技術を用いて必要とされる看護を判断し，計画的に必要な看護を行う能力のことである。この能力の中には，看護の対象となる人々への身体回復のためのはたらきかけ，情動・認知・行動へのはたらきかけ，人的・物理的環境へのはたらきかけの方法を理解し，指導のもとに実施できる能力である「看護援助技術を適切に実施する能力」が含まれている（文部科学省，2004）。

　さらに，日本看護系大学協議会では，大学における看護系人材養成の在り方に関する検討会最終報告（文部科学省，2011）の「学士課程においてコアとなる看護実践能力と卒業時到達目標（5群20項目の看護実践能力）」を発展的に改良し，「看護学士課程教育におけるコアコンピテンシーと卒業時到達目標」として発表している（看護系大学協議会，2018, p.1）。6群23項目の能力群の1つである「Ⅱ．根拠に基づき看護を計画的に実践する能力」は，多様な対象の特性や状態を理解した上で，科学的に検証された最新の知識・技術を用いて必要とされる看護を判断し，計画的に必要な看護を行う能力のことである。この能力の中には，指導のもとに実施できる能力である「看護援助技術を適切に実施する能力」が含まれている（看護系大学協議会，2018, pp.20-27）。

　このような看護援助技術を患者の状態に合わせて行う能力の育成が行われる場は，看護学実習や看護技術演習（以下，技術演習）であり，看護独自の教育であるといえる。技術の修得においては実践する中で学ぶことが重要であるが，臨地で実際の患者に対して実施される安全・安楽な看護技術を修得するためには，学内における看護技術の学習，すなわち演習という授業が必須である。杉森・舟島（2018）は演習を，「座学や一斉授業に代表される講義では修得困難な教育内容に対して用いる多様な教育方法」（p.218）と規定し，演習を幅広くとらえている。つまり，演習という同じ用語を使用しても実際に展開されている教育内容や方法にはかなり多種多様な内容が盛り込まれており，各大学では演習としてさまざまな取り組みが行われている。

2．看護技術演習における教員の取り組み

　看護技術教育における技術演習においても，さまざまな取り組みが行われている。例えば，医療安全や医療倫理への患者意識が高まり，実技を学び始めて間もない学生が臨床で経験しながら学ぶ教育方法には制約や限界がある。そこで，現在，技術演習にシミュレーション教育が導入され（阿部，2013，p.18），臨床実習をイメージした実践的な技術演習ができるような工夫がなされている。また，技術演習のさまざまな取り組みの中で，看護技術を学び始めて間もない学生の学習に大きくかかわるのは指導者である教員のはたらきかけではないかと考える。それはシミュレーション教育においても同様であり，技術演習を通じて，知識・技術を身につけ，自身の力で実践力を向上させることを支援する役割を担うという点で教員のはたらきかけが重要であることは，他の演習とも共通している点である。

　技術教育における学生に対する教員のはたらきかけに注目したのは，筆者自身の経験によるものである。これまで筆者が基礎看護学の教員として学生にかかわった実際の技術演習の場面では，学生は看護師役と患者役，観察者役を必ず体験していた。その中で，看護師役として実際に看護技術を行ってみての気づき，患者として感じることへの気づき，観察者として看護師役が実施する看護技術と患者役の反応の両方に目を向ける客観的な気づきの3つの役割から学ぶスタイルをとっていた。

　なぜなら，それぞれの役割を経験することで得た学びをもとに，学生自身が修得した看護技術を患者の状況に合わせて実施していくことにつなげていけるものと考えていたからである。しかし，技術演習での取り組みから少し時間が経った後，既に学んだ看護技術を実習前の事前準備として実施した場面では，技術演習で教員が強調して指導した内容であるにもかかわらず，学生の中には戸惑いを感じてなかなか動けない様子や，以前教員から受けた指導を患者役の学生に1つひとつ確認しながら動く様子が見られ，結果的に実施に非常に時間がかかってしまうことがあった。技術演習におけるこれらの学生の姿は教員間

図序-1　技術演習の様子

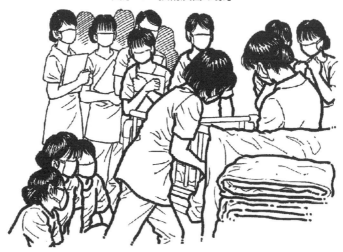

※学生は，看護師役と患者役，観察者役の３つを体験する

での会議でも常に話題に上がり，技術演習における教員の学生への指導については課題として認識されていた。

　看護技術の演習方法について阿部（2013, p.18）は，まずはデモンストレーションを行い，それを忠実に再現できるまでに学習者が練習をし，手順の正確性を評価されるといった従来の教育方法の見直しが必要であるとしている。また，指導者がかかわる演習では，各領域の臨床実習をイメージした実践的な技術演習を展開できるよう見直しが必要であるとする中で，臨床実習をイメージした実践的な技術演習を展開できる場についても，検討しなければならない課題が存在している点にも触れている。

　そのような中，他の教員からすばらしいと評されている教員の学生への指導を実際の教育現場で見学する機会を持つことができた。その技術演習の中で各ベッドに別れて看護師役の学生が患者役の学生の水平移動を行う場面では，看護師役の学生が患者役の学生の頸部と腰部に手を入れ，手前に引いていた。看護師役の学生は，患者役の学生の腰部に右腕を入れたが，デモンストレーショ

ンと比べて，右腕の入れ込みが浅いことは客観的にも明らかであった。また，両膝をベッドのフレームに付ける様子は見られず，足の使い方には全く意識が向いていないようであった。このとき，教員は何もいわずに看護師役の学生が水平移動を行うのを見守り，水平移動が終わった後に，看護師役の学生に対し，実施したときに何を感じたのかを述べるように伝えたり，足の向きや右腕の入り具合といった，自らの体をどのように使っていたかについて質問をしたりしていた。このように，看護師役の学生の十分ではない動きについて，学生自身が意識を向けるように促した後，教員は再び水平移動を行うように看護師役の学生に伝えると，看護師役の学生の動きがスムーズになり，無駄な動きが見られなくなっていた。また，教員は患者役の学生の身体の大きさを考慮し，十分な力が出せるように足を前後に広げて配置して体重移動を行うことを指導した。看護師役の学生が教員のその助言に従って水平移動を行うと，看護師役の学生からは，これまでとは違って自分に力がかからなかったことに驚きの言葉が聞かれ，教員からは，その動きを承認する言葉が聞かれた。この場面での教員の学生へのはたらきかけは15分前後で，ほんの１場面であったが，この15分の中に，学生の個別性をふまえた教員のはたらきかけがあり，なおかつ，学生が患者の状態に合わせて看護技術を行うということに教員がはたらきかけている様子が見られた。また，教員のはたらきかけを受けた学生は，教員がかかわる前よりもぎこちなさがずっと少なくなり，自分の体の動きや感じ方に意識を向けながら，患者の状態に沿おうとする動きを見せていた。

　教員からの指導を受ける前は，学生は腰や肩に痛みを感じたことを述べていた。この場面で教員は，すぐに学生に答えを与えず，腰や腕の痛みを感じる原因について学生自身が考えるように声をかけ，学生に上手くいく時と上手くいかない時の両方を体験させ，学生が自らの身体感覚を通して「上手くいく」という感じを捉えることを促し，学生の意識が向くようなはたらきかけをしていた。このことから，上手くいかない原因を学生自身が考えることができれば，次はどうするかを創意工夫することにつながるのではないかと考えるようにな

り，さらに，学生が自らの身体の動きによって上手くいく感じとはどのような感覚なのかを知ることで，その経験をもとに，自らの看護技術を創意工夫して身につけていくのではないかと考えるようになった。

　看護技術を学び始めて間もない初学者の場合，自分以外の人に触れることも，また，触れた人に看護技術を実施することも初めての経験であり，何をどう考えたらよいのかわからずに，教員からいわれた動きを行うだけで精一杯になっている様子を目にすることがある。例えば，体位変換の技術などで，教員のデモンストレーションを見て，デモンストレーションで強調された動きを見よう見真似で行ってみるところから始まることがあるが，このような場合は，患者役の学生がどのように感じているのかまで気持ちが向いていないことが多い。教員の理想的な動きをデモンストレーションで見学をしたとしても，学生自身が自分の身体の動きを把握していない状態の場合には，どのように声をかけようかと筆者自身も考え工夫することが必要であると感じている。前述の教員は，上手くいく時と上手くいかない時の両方を学生に体験させることで，両方の身体感覚を学生の中に印象づけていたが，実際，筆者自身が演習でどのようにはたらきかけていたのかを思い起こしてみると，例えばベッドメーキングでは，その場で行って見せるだけでなく，言葉で伝えるというよりは，まさにそのタイミングで実際に学生の体に触れて適切な体の向きに変えてみたり，車椅子移乗では，患者を持ち上げて車椅子に座るように移乗する際に，介助している学生の腰がどの位置にあるのが適切かを感じてもらうために，介助をしているまさにそのときに介助をしている学生の腰に触れながら，適切な位置まで誘うといったことを行っていることに気がついた。実際に動きを行っているまさにその時に学生の意識を向けるようなかかわりをするためには，学生に触れてみたり，何らかの言葉をかけたりと，印象に残るような工夫をしていた。さらに，実施している学生だけでなく，患者役としてその場に存在している学生が，車椅子への移乗を行う上で実施者の動きを決めていく重要な存在あることを実施者が認識する，また，患者自身が実施者の看護技術の重要な参加者であることを患

者自身も認識するために，患者役の学生に，車椅子に移乗したときにどのように感じたのかをその場で伝えるように促すといったことを意図的に行っていた。

　技術演習をどのような方法で行うのかは非常に重要であるが，どのような方法をとるにしても，そこには必ず教員の学生へのはたらきかけがある。まして，看護技術を初めて学ぶ学生の場合，自分の身体が今どのような位置にあるのか，どのような向きなのかに意識を向けることができず，客観的に指摘をしなければイメージもできないことが予測される。教員の積極的な学生へのはたらきかけによって，学生が自らの感覚に意識を向けることが促され，上手くいくとはどのような感じなのか身体が徐々に覚え，感覚をつかんでいくことが強化されると思われる。また，教員のはたらきかけによってつかんだ感覚を頼りに，繰り返し行うことで上手くいく感じを学生が自らのものにしていくことが促されていくのではないかと思われる。

　このように，学生自身が感じていたり，考えていたりはしているものの，認識するというところまでにはまだ至っていないことについて，教員が学生の感覚にはたらきかけることによって，学生の中に自ら感じたことや考えたことが想起され，学生自身が"感じをつかむ"ことが促されているのではないだろうか。つまり，獲得までには到底至らないものの，教員の持つ技能の側面に学生が触れ，自らの感覚を通して患者を捉えることが促されることがあるのではないだろうか。学生は患者の存在を意識しながら自らの動きを意識し，患者の状態に合わせて看護技術を実践するという経験がないため，教員は，技術演習で初学者ならではのはたらきかけを行っているのではないかと考える。

　基礎看護技術の演習に関する先行研究を見ると，技術演習の学習内容，学習方法，学習効果について検討されているものが多く見られている（片山・西川・江口他，2007；岡村・藤井・堀，2009；大納・奥野・松本他，2010）一方で，教員の学生への具体的なはたらきかけについて明らかにされているものはほとんど見つからなかった。

　そのため，基礎看護技術の演習において，教員は，実技を学び始めて間もな

い学生に対し，実際にどのようなはたらきかけをしているのか，特に，自らの感覚を通して上手くいくときの感じをつかむことに焦点を当てて明らかにすることで，これまで教員個々の実践に埋もれていた教員のはたらきかけの意図や意味，工夫を浮き彫りにし，技術演習での教員の判断や行動を意識化するための一助となると考える。

第2節　研究の目的と意義

1．研究の目的

　本研究の目的は，基礎看護技術の演習において，看護技術の実技を学び始めて間もない学生が，自らの感覚を通して"感じをつかむ"ことについて，教員は実際にどのようなはたらきかけをしているのかを明らかにすることである。

2．研究の意義

　本研究は以下のような意義を持つものと考える。

　第一に，基礎看護技術の演習における教員の学生へのはたらきかけの実態から，これまで教員個々の実践に埋もれていた教員のはたらきかけの意図や意味，工夫を浮き彫りにし，技術演習での教員の判断や行動を意識化するための一助になる。

　第二に，教員が学生の特性や患者の状態，および場の状況にはたらきかけたことでの学生の反応や変化も同時に併せて捉えることにより，看護技術教育の方法論的な示唆を提供しうるものと考える。

　第三に，看護技術の実技を学び始めて間もない学生が，こうすることができれば，あるいは，こう感じることができれば上手くいくということを頭と身体の両方で理解できるようになるために必要な教員のはたらきかけを明らかにすることによって，教員が学生に積極的にはたらきかけるための示唆を得ることができる。

用語解説

1．感じをつかむ

　学生自身が感じたり考えていたりはしているものの認識するということまで至っていないことについて，自らの身体感覚を通して，「できる」や「わかる」と思うこと。

2．はたらきかけ

　教員がねらいを持って目標を達成することを目指し，積極的に学生にかかわること。

3．初学者

　看護系大学にて看護学を専攻し，看護の専門科目として初めて基礎看護技術を学ぶ1年次生または2年次生。

4．基礎看護技術

　基礎的な看護技術を指す。人間として生きていく上で欠かせない緒々の営みを，何らかの理由で維持・継続できない人々に対して，専門的に援助する技術を中心に展開されるもの。また，医学的診断・治療を行うために必要な基礎知識を踏まえ，それに伴って必要な看護技術も含む（川嶋，2003，p.15）。

5．参与観察法

　研究者が対象にかかわり「参加（＝生活や活動をともにする）」しながら行う観察法。

6．半構成的面接

　インタビューの種類の1つであり，主な質問は用意をしておくが，対象者の回答や状況に応じて質問を変化させて話を深める方法。

第1章　実感を通して学ぶ技術演習の実際と課題

　医療安全や医療倫理への患者意識が高まり，実技を学び始めて間もない学生が臨床で経験しながら学ぶ教育方法には制約や限界がある中で，実感を通して学ぶ看護技術演習（以下技術演習とする）は初学者が初めて看護技術を学ぶときにはどのように行われているのか，その特徴を知る必要があると考える。また，実感を通して学ぶ技術演習としてシミュレーション教育が導入される傾向が見られるが，実際，看護技術教育におけるシミュレーションに関する研究がどのように行われているのかについて知る必要があると考える。

　そのため，本章は，初学者である学生が実感を通して学ぶ技術演習の実際や，看護技術教育において初めて看護技術を学ぶ学生の技術演習の特徴をふまえた教員のはたらきかけ，さらに，看護技術教育におけるシミュレーション教育を概観する。

第1節　感覚体験を伴う看護技術演習の実際

　前田・岩吹・桂川他（2012）は，基礎看護技術教育にリラクセーション技術を導入することにおける今後の教授方略への示唆を得ることを目的に，ハンドリフレクソロジーを取り入れた技術演習を行い，学生の技術評価や感想が記述されたレポートを対象に，内容分析を行った。その結果，技術演習実施時に，相手の「気持ちいい」といった表情や言動を目の当たりにすること，あるいは，「気持ちいい」という学生自身の体験が，「患者さんに実施してみたい」という動機づけになることや，技術演習における演習後の評価が，できた・できなかったにとどまらず，手技のコツや注意点にまで考えを広げることができることを明らかにし，基礎看護技術の学内演習に学生が実感を通して学ぶ内容を導入す

18

る意義は大きいことを示した。また，白川・前澤・小林（2005）は，教員が学生に清拭の一部を提供し，「快」の体験を通した学生の学びを明らかにすることを目的に，1年次生80名を対象とし，技術演習後にアンケート調査を実施した。その結果，学生が教員の行う「清拭」による『快』の感覚体験を受けて拭き方の実際とコツを自らの実感を通して理解し，体験からの学びを今後の援助にいかしたいと動機づけにつながっていることを明らかにした。さらに白川・前澤・小林（2005）は，健康な学生同士の場合には，お互いの役割になりきれない限界も否めないが，その打開策の1つとして，感動や実感，驚きが伴うような技術演習の実施がコツを理解する上で効果的であることについても述べている。

　技術演習は，看護技術を学ぶ初期の段階の学生にとっては，"体験を通して援助を受ける人の視点をもつ"最初の機会である。援助を受けた人がどのような反応であったのかに着目し，より安全に安楽に看護技術を実施するために，

図1-1　ベッドメーキング

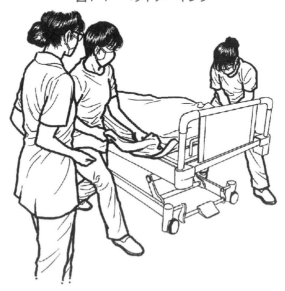

自分はどのように動けばよいのかについて，客観的にとらえる力を養い始める時期である。さらに，実感を通して得られた感覚体験は学生に強い刺激となって影響を及ぼし，そのことが学生の学びへの動機づけを強めているといえる。そのため，学生自身が感覚を通して学べるように外からはたらきかけることは，物事を行う際の重要なポイントであり，長い間の経験から自分で会得した効果的なやり方を指すコツの修得まではいかないものの，こうすることができれば，あるいは，こう感じることが上手くいくというような，頭と身体の両方で理解すること，つまり感じをつかむことを促し，学生自身が体験して得た自らの感覚に意識を向けることにつながるのではないかと考える。

　実感が伴うという点に着目すると，前田・山本（2008）も，基礎看護技術教育にリラクセーション技術を導入することの効果に着目し，今後の技術方略の示唆を得ることを目的に，密封式足浴とハンドリフレクソロジーを取り上げた技術演習を行った。演習後，学生自らに対する技術評価や感想が記述されたレポートを対象に，内容分析を行った。具体的には学生自身の視覚，聴覚，臭覚，温湿度感覚，振動感覚など，五感を使った体験場面の模擬的病床環境を準備し，体験学習と環境測定を通して，基準値と測定値や学生個々の感覚とを比較し，その違いを実感を伴って理解する試みを報告している。そこでは，学生が実感を通して学べる環境を設定し，学生が自分自身の感覚に意識を向けるように指導をすることの重要性について述べられていた。

　以上のことから，技術演習，特に初学者を対象とする技術演習において，教員が感動や実感，驚きを積極的に取り入れて学生にはたらきかけていくことは，学生の学習への動機づけを促し，学生自身が自らの感覚に意識を向ける上で重要なのではないかと考える。

第2節　初学者の看護技術演習に関する研究

　初学者の場合は，自分で描いた技術のイメージの正確さと，実際のずれがわ

図1-2　車椅子への移乗（デモンストレーション）

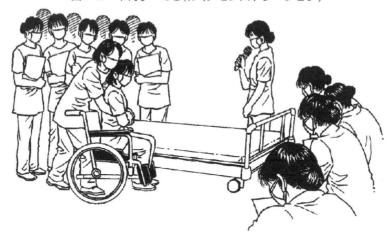

からないという状況が生じる場合がある。増田・吉岡・土屋他（2014）は，初学者が技術の正確なイメージを持たないことに着目し，触覚と運動が結び付かなければ修得できない看護技術のうち，代表的な「車椅子移乗」と「水平移動」に着目し，初学者の学習過程における困難要因を明らかにするために，A大学看護学部1年次生107名を対象に，無記名自記式質問紙調査を行った。その結果，学生はボディメカニクスの原則を用いた学生自身の身体の使い方に難しさを感じていることがわかった。その原因として，初学者は，技術の正確なイメージを持たず，観察する力が充分ではない上，その良し悪しの基準が曖昧であるためとし，その解決手段としては，「できた」感覚をのがさない適切なフィードバックを行うことを挙げていた。

　初学者自身が自己をどのように評価しているのかに着目した津田・山岸（2014）は，看護基本技術の修得初期段階における初学者の自己評価の特徴を明らかにすることを目的に，A大学看護学部1年生9名が実施した看護技術の実施状況とその自己評価内容を個別指導前後で分析し，自己評価の特徴を質的帰納的に抽出した。その結果，初学者の個別指導前の自己評価は，実施体験を

図1-3　ベッドからストレッチャーへの水平移動

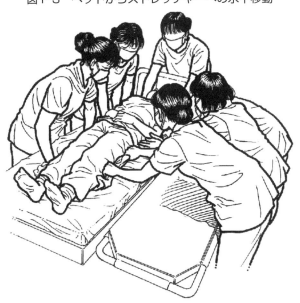

　契機に認識と行動の両面から修得できていないことの自覚はするが，看護技術の目的・意味・行為のポイントの理解が不明瞭で部分評価に留まることが明らかになった。そのため，自己評価を自然発生的に学生の認識だけに委ねるのではなく，指導者が早期から自己評価の意識を持たせるように初学者にかかわることを述べていた。また，初学者は，看護技術の，目的・意味・行為のポイントが単に知識としてではなく，実感を伴いながら行動に現れることに気づくようにすることが必要であること，また，ポイントとなることを学生が実感でき，感情が動くようにかかわることが重要であるとした。

　これらの文献では，初学者が看護技術の，目的・意味・行為のポイントに意識を向け，実感を伴いながら行動できるようにするためには，感情が動くようにかかわることが重要であることを明らかにしていたが，教員が感動や実感，驚きをどのように技術演習に取り入れているのかまでは述べていなかった。従って，教員が初学者を対象とする看護技術演習において，どのようにはたらきか

けているのかを明らかにすることは必要性が高いと考える。

第3節　シミュレーション教育に見る学士課程の看護技術教育

　シミュレーション教育における教員の学生へのはたらきかけについて大滝・阿部（2008, pp.3-5）は，「技術を初めて学ぶのか，技術の一連の流れはすでに修得した応用段階かによって目的や目標が違うため，①学習の目的・目標を明確にするシミュレーション教育では知識と技術の統合を狙っているために，②事前学習を示す，リアリティを重視するために，③学習環境は臨床現場に近い状況をつくる，自分が行っている行為を思考を伴った技術にするために，また，周囲にも実施者の思考を伝わりやすくするために，④行為の意味を言語化する，学習者が自分の行った行為を意識的に振り返り，演習者の思考，行為の意味を問い，自らの課題を見つけていくために，⑤学習後の振り返りを促す，学習者のやる気を引き出すために指導者はファシリテーターに徹すること」を挙げていた。

　実習前準備教育としてのシミュレーション学習における教員の学生へのはたらきかけとしては，学生の行為の意味を言語化することで，看護技術が認知領域，情意領域，精神運動領域の内容で構成されたバランスの良い学びとなることが述べられていた（高比良・片穂野・吉田他，2014）。また，卒業前学生を対象としたシミュレーション学習では，教員は学生のあいまいな知識を確認し，定着化を図ることが強調されていた（大川，2013）。

　小西・藤原（2011）によれば，シミュレーション教育に用いられるシミュレータの種類には，低再現性シミュレータ（導尿用陰部モデルや静脈注射穿刺用腕モデルなど看護技術の練習のために使用するタスクトレーナー），中再現性シミュレータ（呼吸音，心音，脈拍などの機能が搭載され，より現実に近い訓練が可能），高再現性シミュレータ（正確な解剖学的構造と臨床機能を搭載し，外見の臨場感，リアルな生体反応によって，より現実性のある模擬体験が可能）がある。また，シミュ

レーション教育の目的は，シミュレータ等の教材を用いて再現された臨床現場に近い状況の中で，具体的で実際的な課題を体験し，事後に行動に関する分析を行うことで実践能力を養うこと（小西・藤原，2011）とされている。

　小西（2013）はシミュレーション教育に関する文献検討を行っているが，シミュレーション教育の対象者に初学者がいる場合には，まずは学生にシミュレーションに慣れてもらうと同時に，人形であっても人として敬意をもって接する態度が身に付くようにはたらきかけること，想像力を働かせて状況を読む力を育てるようにはたらきかけることの必要性について述べている。また，教員の学生へのはたらきかけとして，学生のどのような変化を目指してはたらきかけをしているのかについては明記されているものの，教員の具体的な動きが見える形で示されている，あるいは述べられているものはほとんど見られなかった。

　これまでの文献検討では，臨床現場に近い状況やシミュレータという教材を通して学生が得ることのできる実感を，教員のはたらきかけによって促すことについて議論しているものはみられなかった。また，特に基礎看護技術を学んでいる学生の場合，臨床実習の経験がまだ少ない段階であるため，想像力を働かせて状況を読むというのが，技術演習においても必然的に多くなることが予測される。臨床現場での看護経験が少ない学生にとっては，経験から学びを引き出す状況にはない場合が多い。そのような場合，学生の想像力にはたらきかけて臨場感を高め，実感を通して学ぶことを促すためには，教員が学生の感覚に意識的にはたらきかけることが必要であると考えた。今回の文献検討から，シミュレーション教育において教員は初学者に対してどのようにはたらきかけているのかについては各教員独自に任されており，客観的性をもって言語化されている状況にはないと考える。

第2章　感覚を共有する「学び」とは

　看護以外の分野では、「技能」や「わざ」と呼ばれるものをどのように自分のものにしていくのか、また、その修得プロセスには、看護技術の修得プロセスに重なる部分があるのかについて知ることは、看護技術の修得の先に「技能」や「わざ」の獲得があるとした場合、指導者の学習者へのかかわりに関する何らかのヒントが得られるものと思われる。そのため、「技能」や「わざ」を修得するプロセスに焦点をあて、看護技術を学び始めて間もない学生が看護技術を自分のものにしていく過程で何らかの手ごたえを感じ取れるための指導者のはたらきかけについて論じる。

第1節　技術演習に見る比喩的な言語表現と課題活動（Task）と
　　　　到達状態（Achievement）の学び

　教育哲学や認知教育学を専門とする生田（1987）は、伝統芸能の日本舞踊で師匠が弟子に指導している場面を例に挙げ、学習者がどのように「わざ」を習得していくのかについて説明している。具体的には、師匠が「扇を持つ手を右上45度の角度に上げなさい」ではなく、「天から雪が舞い降りてくるのを受けるように」という、比喩的な言語表現を用いて指導することによって、学習者である弟子は、まずはその表現の文字通りの情景を心の中にイメージし、その情景のイメージと自らが要求されている動きとの類似性を探っていく試みを始める。つまり、師匠は何故このような表現を用いるのであろうかという疑問を出発点として、比喩によって喚起されたイメージを頼りに、自分が知るべき動きを身体全体で探っていこうとするのである（pp.99-100）。
　また、生田（2017）は感覚の表現を通して「行動の発現を促す役割」を1つ

目のわざ言語の役割と表現し，２つ目は，ある種の身体感覚をもつように促す，いわば「仕向ける」役割，そして３つ目は，教える者が学ぶ者に対して，自らが到達した到達状態（Achievement）を「突きつける」という役割である（p.417）としている。

　看護技術の演習において，教授者である教員が比喩的な言語表現を用いて学習者である学生に指導する場面の例として，臥床している患者さんを側臥位にするときの方法を挙げることができる。仰臥位から側臥位にするには，その準備として患者さんの膝を高く立てる必要がある。その理由の一つは，トルクの原理から説明できる。膝をできるだけ高く立てることで，固定点である踵から，着力点である膝へと垂直に伸ばした線が長くなり，この線が長ければ回転作用が大きくなり，加える力が小さくても足が楽に倒れることを経験することができるといえる。

　技術演習におけるデモンストレーションで，教員が学生に臥床している患者さんを側臥位にする方法を見せても，初学者である学生は，膝が曲げられている状態であることを認識することはできても，できるだけ高く立てることについては，教員が強調して説明しないと意識に残りにくいことがある。その際，筆者が「患者さんの膝をドアノブだと思ってドアの位置を考えて足を倒してみて」と伝えると，「あ～，そうか。」とうなずく学生の数が増える印象がある。

　ドアノブはドアの端，つまり，蝶番からの距離が最も遠い位置にある。もし，ドアノブがドアの中央にあった場合には，回転作用が弱まり，ドアをスムーズに開けることが難しいことが容易に想定される。

　臥床している患者さんで考えると，患者さんの殿部と踵が蝶番，ドアノブが患者さんの膝ということになる。ドアノブが蝶番から最も遠い位置にある方が回転作用を効果的に用いることができるため，患者さんの膝をなるべく高く立てることで，蝶番からドアノブまでの距離が長くなり，回転作用を効果的に使って少ない力で患者さんを側臥位にすることができるというわけである。

　教員から伝えられた比喩的な言語表現をイメージし，自らが要求されている

動きと一致させることを経験する中で，教員と学生および，学生同士が感覚を
共有し，学生は実感を伴いながら看護技術を修得するプロセスを経験している
のではないかと思われる。

　また，生田（2017）は，課題活動（Task）と到達状態（Achievement）の学び
から，「わざ」の習得の基本的な構造を説明している。具体的には，課題活動
（Task）は，垂直軸によって，下位から上位へ階段を上って課題をこなしてい
くことを表し，それに対して，到達状態（Achievement）は水平軸によって，
各段階での到達状態が表されている。この水平軸の到達状態（Achievement）は，
経験を経るにつれて，そして成長するにつれて面の広がりを持っていくもので
あり，「何か具体的な行為ができること」ではなく，いろいろな事態に対応で
きる状態を表している（pp.412-418）。

　課題活動（Task）と到達状態（Achievement）の学びを，初学者である学生が，
技術演習で初めて全身清拭を行うという場面で考えてみたい。全身清拭とは，
何らかの理由（治療上，許可されないなど）で，入浴・シャワー浴ができない人
に対して，温タオルなどを用いて汚れを落とし，清潔な皮膚を保つことである
（任・井川編，2021，p.255）。学生は事前課題で講義資料やテキスト，全身清拭
の動画を事前に確認し，それから技術演習に臨むという流れが多いのではない
かと思われる。

　学修目標として，『全身清拭の技術を修得すること』を挙げ，細目標として，
「皮膚の清潔を保つための全身清拭が実施できる」や，「対象者にとって心地よ
く，爽快感をもたらす全身清拭ができる」，「対象者の羞恥心や自尊心に配慮し
た全身清拭ができる」などを挙げた場合，「皮膚の清潔を保つための全身清拭
が実施できる」ためには，講義や事前課題で学んだ方法と同じように，60℃〜
70℃の湯を準備し，身体各部の拭き方に従って拭き残しのないように拭くこと
ができれば，対象者の状態にかかわらず，「皮膚の清潔を保つ」ことができる
のではないかと思われる。しかし，「対象者にとって心地よく，爽快感をもた
らす」ことに留意した場合，湯の温度や拭く時の圧は，対象者に心地よい，あ

るいは，さっぱりする感じをもたらすことができる湯の温度に調整したり，適切な拭き圧にする必要がある。つまり，湯の温度や身体各部に合わせた拭き方，拭き残しがないというだけでなく，"対象者に合わせた"というところに意識を向けて，実施者が対象者に声をかけ，反応を見ながら適宜調整するといった次のステップへの移行が必要になってくる。

　『学びによる成長のイメージ』（図2-1）をもとに技術演習における学生の学びを考えてみると，課題活動（Task）の一番下の階段が広く示されているのは，初学者である学生が行わなければならない課題が多数あり，経験を重ねていくことによって課題を積み上げていく様子を示していると思われる。それと同時に，経験の積み重ねによって，学生は小さな到達状態（Achievement）に達しながら，学んだことを学んだように行うだけでなく，少しずつ，対象者に合わせて看護技術を行うことができるようになり，到達状態（Achievement）に広がりがみられるようになっていくと思われる。

　重要なのは，学生が自分の身体を用いてやってみることではないだろうか。仰臥位の患者さんの膝をできるだけ高く立てることで，加える力が小さくても

図2-1　学びによる成長のイメージ

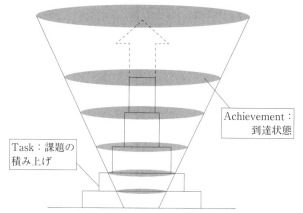

出典：生田久美子（2017）．「わざ言語」という問い．*看護教育*，58（6），412-418.

足が楽に倒れる感じを経験すること，また，全身清拭をしながら対象者の反応に意識を向け，対象者の反応に合わせて湯の温度や拭く圧を変えることで対象者に心地よさがもたらされたことを教員とともに確認し，実施者である学生と患者役である学生が実感を得ていくことは，「その時，その場」でしか学ぶことができないものである。教員は学生にそのような学びがもたらされるように「タイミング」を見極め，学生が自身の身体を使って対象者にかかわり，得た実感の積み重ねを通して，対象者に合わせた看護実践ができるようになっていくようにはたらきかけることが必要であると考える。

　詳しくは，生田久美子（2017）.「わざ言語」という問い，看護教育，58(6)，412-418. をご参照ください。

第3章　初学者の看護技術演習における課題

　本章では，『第1章　実感を通して学ぶ技術演習の実際と課題』，『第2章　感覚を共有する「学び」とは』で述べた内容をもとに，初学者の看護技術演習における課題について述べる。

　前述した学士課程の看護技術教育の現場において，日本国内では，看護技術教育の初期段階で学生が実感を伴って学ぶことの重要性について明らかにされていた。また，日本国内においても，海外においても，技術演習にシミュレーション教育が積極的に取り入れられるといった工夫が見られた。しかし，シミュレーション教育において教員は学生に具体的にどのようにはたらきかけているのかについては，各教員独自に任されており，言語化されている研究は見あたらなかった。

　「演習」という用語を使用していても，実際に展開されている教育内容や方法には，かなり多種多様な内容が盛り込まれている。演習は座学や一斉授業に代表される授業形態では修得困難な教育内容に対して用いる多様な教育方法である（杉森・船島，2018，p.218）。看護学実習が，学生が既習の知識・技術を基に患者と相互作用を展開し，看護目標達成に向かいつつ，そこに生じた現象を教材として，看護実践能力を習得するという学習目標達成を目指す授業である（杉森・船島，2018，p.256）であるならば，看護技術における演習は，看護学実習を見据えて，看護技術が，看護の問題を解決するために，看護の対象となる人々の安全・安楽を保証しながら，看護の専門的知識に基づいて提供される技であること，また，目的と根拠をもって提供されるものであり，根拠に基づく専門的知識は熟練・修練により獲得され，伝達されること，さらに，個別性をもった人間対人間の関わりの中で用いられるものであり，そのときの状況の中

32

で創造的に提供されるものである（日本看護科学学会看護学学術用語検討委員会
第9・10期委員会，2011，p.8）ことを学び始める場であるといえる。そのよう
な演習の場において，初学者であっても臨床の場における「その時，その場」
に応じて看護技術が行われることを知り，看護という実践が，看護師自身の身
体を介して，患者の安寧に向けてその人の身体にかかわっていくことを基本と
する（前川，2011，pp.160-161）ことを理解していくのではないかと思われる。
言語ではなかなか伝えることのできない，リズムやタイミング，その場の雰囲
気を感じていく自分を体感するような，患者と自分との間で技術を創り出して
いく息遣いを体感していく場が，演習なのではないだろうか。つまり，初学者
における演習は，看護技術の本質を自らの身体感覚を通して学び始める場であ
り，看護技術を患者に提供する者としての土台を形成していく場であるといえ
る。このような演習の特徴を踏まえ，教員は，学生自身が自らに生じている身
体感覚に気づき，他の学生と身体感覚を共有したり，実感を分かち合ったりし
ながら，初学者が他者にかかわる感覚を自分の身体で学べるようにはたらきか
けることが必要とされているのではないかと思われる。

　まとめると，初学者を対象とする看護技術演習に関する研究では，初学者が，
技術の正確なイメージを持たないことから，自分で描いた技術のイメージの正
確さと，実際のずれがわからないという状況が生じていた。実感を通して得ら
れた感覚体験は初学者に強い刺激となって影響を及ぼし，そのことが学生の学
びへの動機づけを強めていることから，初学者が実感を伴いながら看護技術の
目的・意味・行為のポイントに意識を向けるようにするための，教員の初学者
へのはたらきかけを明らかにすることが課題と考える。

　さらに，物事を行う際の重要なポイントであり，長い間の経験から自分で会
得した効果的なやり方をコツとした場合，教員は，コツの修得まではいかない
ものの，こうすることができれば，あるいは，こう感じることができれば上手
くいくということを初学者が頭と身体の両方で理解できるようにはたらきかけ
ることが重要である。このような教員の初学者へのはたらきかけによって，初

学者は，技術演習の場で教員と共有した感覚を拠り所としながら，実感を通して他者にかかわる感覚を学ぶことで，その時その場で相手に合わせて看護技術を創り出すことを会得すると思われる。そのため，技術演習における教員の初学者へのはたらきかけがどのように行われているのかを明らかにすることが課題であると考える。

第4章　技術演習における教員の学生へのはたらきかけ
　　　　に関する調査の実際

　本章では，技術演習における教員の学生へのはたらきかけについて，教員が学生にはたらきかけを行った場面についての参与観察と教員と学生へのインタビューを行い（学生へのインフォーマルインタビューを含む），それぞれの調査の概要，分析方法，倫理的配慮，調査結果について説明する。

第1節　調査の概要

1．研究デザイン

　本研究は，質的記述的研究デザインを用い，看護技術の演習の場面については参与観察法を用い，技術演習終了後の教員へのインタビューについては，半構成的面接法を用いた。

　また，本研究は基礎看護技術の学内演習における学生への教員のはたらきかけと学生の反応に焦点をあてた。実技の実施について，教員あるいは学生は，彼らが行っていることを常にすべて言語化することはできない（Polanyi，1966／1998，pp.13-18）。そのため，学生の技術演習で教員がはたらきかけている場面を筆者が観察し，ありのままに記述することが有効であると考え，参与観察法を用いることにした。参与観察を行う実技の項目については，客観的に動きが捉えやすく，教員のはたらきかけの前後で，学生の言動の変化が捉えやすい，「体位変換」や「移乗・移送」など，体の大きな動きが伴う項目とした。さらに，観察のみではわからない，教員がその時その場で感じたことや考えたことを知るため，半構成的面接法を用いた。また，学生については，教員が直接的に看護師役の学生にはたらきかけた際，看護師役の学生に動きの変化が見られた場

合，看護師役の学生が教員のはたらきかけをどのように感じたのかを知るために，その場でインタビューを行い，確認するようにした。さらに，出来事が起こるまさにその現場に身を置き，その現場の人たちと体験を共有し，現場に流れるリズムやテンポに身を添わせることを通して，その場，その人々を理解するように努めた。また，フィールドの雰囲気をなるべく生のままで伝え，周囲の状況も含めて，行為が織りなす文脈を描写した。そして一人ひとりの行為の意味を理解するように努めた。また参与観察法は，その場を構成している人々との直接的な交流を交えながら，データを得ることによって，そこで起こっていることが理解できるものである（Emerson, Fretz, & Shaw, 1995／1998, pp.41-42）ため，適切であると考えた。

　本研究では，筆者が技術演習の場で教員および学生とともに身を置くことで，具体的な事象を明らかにできると考えた。また，技術演習における教員の学生への具体的なはたらきかけとその意図，教員の学生へのはたらきかけによる学生の反応を理解するため，参与観察と面接を行った。

2．調査期間

　調査は，予備調査期間を含め，2013年12月〜2017年2月に行った。

3．研究参加者
1）教　　員

　看護系大学において基礎看護技術の演習を担当し，研究への同意が得られた教員とした。ただし，技術演習での実技指導を行う中での教員の負担を考慮し，教員経験1年未満の教員は除いた。技術演習における実技指導に慣れ，教員としての技術演習への考え方や方法に熟知していく時期を考慮し，職位は問わず，教員経験および現在担当する基礎看護技術の実技指導の経験を概ね3年程度以上有する教員を選定の条件とした。また，技術演習に外部の者が入っても自分のペースで授業が出来，技術演習の内容を外部の者に公にしてもよいと考えて

いる教員に研究参加を依頼したいという理由から，筆者の知人の看護系大学の教員から紹介された教員 5 名程度とした。

2）学　　生

　本研究は，教員の学生へのはたらきかけについて着目している。そのため，1）の教員が技術演習を担当するクラス全員の学生のうち，研究参加に同意が得られた学生を研究参加者とした。

4．研究参加者の選定と依頼方法

1）教員および学生への研究参加の手続き

研究の依頼にあたり，以下の手続きを踏んだ。

⑴ 筆者の知人の看護系大学の教員から，教員経験および現在担当する基礎看護技術の実技指導の経験を概ね 3 年程度以上有し，技術演習に外部の者が入っても自分のペースで授業ができ，技術演習の内容を外部の者に公にしてもよいと考えている教員を紹介してもらい，研究の概要を説明し，研究参加について内諾を得た。

⑵ 研究参加を依頼する教員が所属する看護系大学施設長もしくは学部長に，研究依頼書（**資料 1**），研究計画書および口頭にて研究の趣旨と方法について説明を行い，当該授業科目責任者の教員への研究依頼について了解を得た。

⑶ ⑵について了解が得られた場合には，筆者より当該授業科目責任者である教員へ連絡をとり，研究依頼書（**資料 2**），予備調査・研究計画書および口頭にて研究の趣旨と具体的方法，倫理的配慮について説明し，研究参加者の条件に適う教員への研究参加依頼について了解を得た。

⑷ ⑶について了解が得られた場合には，事前に研究参加について内諾が得られた教員に筆者より連絡を取り，研究の趣旨と具体的方法（技術演習中の参与観察および技術演習終了後の面接），倫理的配慮について，研究参加依頼書・同意書（**資料 3**）および口頭にて改めて説明を行い，研究参加への同意

を得た。

(5) (4)について研究参加の了解が得られた場合には，技術演習を行う学生に技術演習前の時間等を利用して，研究の趣旨と具体的方法（技術演習中の参与観察），倫理的配慮について，研究参加依頼書・同意書（**資料4**）および口頭にて説明を行い，研究参加への同意を得た。同意の得られた学生の技術演習の場面のみ参与観察のデータとして用いた。

(6) (5)についていずれの学生の研究同意も得られなかった場合は，当該授業（学内演習）での調査を実施しなかった。

5．データ収集方法

　データ収集方法は，参与観察法と半構成的面接法を用いた。本研究で明らかにしようとする看護技術演習における教員の学生へのはたらきかけにおいて，技術演習の，まさにその時，その場でのリズムやタイミング，雰囲気というものが，学生の学びに非常に重要な意味を持つと考えたからである。また，筆者がまさにその場を共有することでしか感じたり捉えたりすることができないことの調査を，半構成的面接法に基づいて行った理由は，教員の学生へのはたらきかけを明らかにする上で，インタビューアーである筆者が，意図的に質問して投げかけたり，語られた内容を確認したりといった対話を重視した組み立てができる半構成的なインタビューが有効であると考えたためである。

1）参与観察法

a．研究者の立場

　筆者は看護技術の演習のある日に演習が行われる場所に行くようにした。技術演習における学生指導には直接かかわらず，技術演習の場での教員や学生の動きにできるだけ影響を与えないように技術演習の場面の観察を行った。参与観察時は看護系大学の大学院生という身分がわかるように名札をつけ，白衣またはユニフォームを着用した。

b．参与観察の内容と方法

　参与観察に先立ち，閲覧可能な範囲で，大学のカリキュラム，当該授業（技術演習）の位置づけ等について，大学ホームページやその他の資料から情報を得た。

　参与観察を行う場面の内容としては，教員の学生へのはたらきかけからどのようなことが生じているのか，つまり，教員の学生へのはたらきかけの前後での学生の動きの変化の有無が客観的に捉えやすい援助技術項目とした。その結果，これらの条件に沿うものとして，「体位変換」「移乗・移送」「ベッド上臥床患者のシーツ交換・寝衣交換」「全身清拭」など，実施者の体の大きな動きが伴う技術項目の技術演習を参与観察の内容とした。

　上記の援助技術項目の演習が行われる直前にその日の演習の進め方等の説明が行われる場合には，その時点から同席し，事前の説明内容や学生の様子，全体の雰囲気等をデータとして記述した。

　技術演習開始後，筆者は技術演習の場面の参与観察を行った。ただし，教員や学生の負担を考慮し，技術演習を行う時間帯や場所について，当該授業担当の教員と事前に相談の上で調整した。観察は技術演習の場での教員と学生とのやりとりや教員の学生への直接的な指導場面を中心に行い，データとして記述した。

　また，技術演習の場面の参与観察を行う中で，教員のはたらきかけによって看護師役の学生の動きに変化が生じたと思われる場面に遭遇した際，教員のはたらきかけを学生がどのように感じたのかをその場でインフォーマル・インタビューを行った。その際，教員および学生の教授―学習活動に支障をきたさぬよう考慮した。

　また，技術演習での学生の学びや教員の指導内容を把握するために，教員および学生双方の同意が得られた場合のみ，当該授業に関連する学生への配布資料および事前学習などの記録物に関して，教員のコメントを含めて閲覧

した。これらの場面から筆者が確認をとりたいこと，特に教員が学生に指導する場面の背景や状況をより詳細に把握する必要がある場合には，教員および学生の教授―学習活動に支障をきたさぬよう，タイミングを見て話を聞いた。

　観察した内容およびインフォーマル・インタビューの内容はフィールドノーツに記録し，併せてその場で研究者自身が感じたこと，考えたことを記載した。

2）半構成的面接法

　参与観察に加えて，教員のはたらきかけの意図や思い，感じたこと，考えたこと，および，はたらきかけたときの状況を確認するために，技術演習終了後に半構成的面接を1回実施した。

　面接は技術演習終了後，なるべく記憶の新しい時期に，教員の都合のよい時間と場所にて，事前に渡しているインタビューガイド（**資料6**）をもとに1時間以内を目安に実施した。具体的には，技術演習が行われた日の中で，技術演習以降の授業とは重ならない時間か，技術演習の翌日またはそれ以降の日で授業が重ならない時間に面接を実施した。

　面接を実施するにあたり，教員が安心し，リラックスした状態で話せる環境や雰囲気づくりに心がけ，教員から語られる話の内容をそのまま理解しようとする姿勢で傾聴し，語られた内容に対して筆者自身の価値観を表現することや，評価的言動をとることがないように留意した。また，教員に対し，話したくないことは話さなくてよいことを研究依頼時および面接の前に説明した。

　面接内容を正確に伝えるために，研究参加者より了解が得られた場合には，ICレコーダーにより録音を行った。また，その場でのメモによる記録は，必要最低限とした。面接は1回を基本とし，後日確認したいことが生じた場合，教員に相談の上，再度面接を行った。

6．分析方法

1）技術演習での教員の学生へのはたらきかけの場面全体の把握

　技術演習において参与観察した教員の学生へのはたらきかけと学生の反応をフィールドノーツに記述し，筆者が気になった部分については下線を引いた。また，参与観察した教員の学生へのはたらきかけと学生の反応に沿って筆者が感じたこと，考えたことを記述し，筆者が気になった箇所については下線を引いた。

　参与観察した教員の学生へのはたらきかけの場面について，技術演習終了後に，場面を振り返りながら，インタビューガイドをもとに，教員にインタビューを行った。教員がインタビューで語ったことについては逐語録を作成し，筆者が気になった箇所については下線を引いた。

　フィールドノーツと逐語録を繰り返し読み，技術演習の環境，技術演習での指導体制，学生の技術演習の状況，教員の学生へのはたらきかけの仕方と学生の反応，全体の技術演習の経過について把握した。

2）フィールドノーツと逐語録の整理

　インタビューで語ってもらった教員の学生へのはたらきかけの意図や思い，学生の思ったことや感じたことについては，フィールドノーツで記述した場面展開に対応させて1つのシートに記述した。

　教員が技術演習で学生にはたらきかける上で，学生をどのように捉えていたか，学生の何に着目していたのか，どのような意図や考えを持ってはたらきかけていたのか，学生は教員のはたらきかけをどのように感じていたのか，学生は教員のはたらきかけの前と後とで何か感じたことに違いを感じていたのかに着目し，重要と思われる箇所に下線を引いた。また，欄外に教員の学生へのはたらきかけのポイントとその説明を記述し，データの整理を行った。

3）教員の学生へのはたらきかけが行われた学内演習の場面の抽出と再構成

フィールドノーツおよびインタビューデータを1つのシートに整理したものを繰り返し読み，その中で，学生の動きや気持ちに反応が見られた場面を抽出し，その場面を再構成した。

抽出した場面について教員のはたらきかけを再現するのに図を用いた方がわかりやすいと判断したものについては，筆者が教員のはたらきかけの場面の下案を作成し，教員のはたらきかけがわかりやすく描かれるようにプロの漫画家に図の作成を依頼した。

場面の再構成を行う際には，時間の経過とともに教員が学生をどのようにとらえ，どのような意図や考えを持って学生にはたらきかけたのか，そのときの教員の様子と学生の様子や反応がわかるように，観察によって見られた客観的データを含めて記述した。

再構成された場面が参与観察でのフィールドノーツによるものなのか，インタビューによるものなのかがわかるように，データの種類によって記載方法を変えた。

4）再構成を行った場面の解釈とテーマの抽出

再構成された場面を繰り返し読み，技術演習での教員の学生へのはたらきかけによって学生にどのような反応が見られたのかを解釈し，再構成を行った場面についてのテーマを抽出した。

5）学内演習での教員の学生へのはたらきかけの特徴の分析

場面の再構成によって導き出されたテーマについて，テーマ間を比較することによって類似性や特異性をふまえて技術演習での教員の学生へのはたらきかけのテーマを明らかにした。

6）得られたデータおよび分析方法の妥当性（credibility）について

　得られたデータの内容および分析方法の妥当性（credibility）を確保するために，参与観察と研究参加者へのインタビューを組み合わせた方法で実施した。

　データ収集に先立ち，筆者自身が調査者として技術演習の場に身を置き，どのような立ち位置で参与観察を行うのがよいかを検討すること，また，教員のはたらきかけが学生に何らかの反応を導き出しているのかを知るために，事前にフィールドワークを行った。筆者が技術演習での教員の学生へのはたらきかけの場面を参与観察する中で気になった場面を振り返り，指導教員よりスーパーバイズを受けることにより，データ収集の方法や内容，分析方法の検討を行った。

　データ収集および分析の過程では，看護研究者や看護教員による定期的なスーパービジョンを受けた。これにより，筆者の偏った見方や考え方に気づき，必要に応じて参与観察の方法や分析の仕方，解釈の吟味を行う機会とした。

　データ収集でのメモや記録，分析の際の記録を残し，分析の過程で何度も繰り返し確認しながら分析を進めた。

7．倫理的配慮

　本研究は，看護技術の演習が行われる看護実習室をフィールドとする学士課程での看護技術教育に関する研究であり，技術演習場面での参与観察および教員と学生に面接を行った。したがって，教員および学生それぞれの立場に起こりうるリスクを予測し，それを回避するための倫理的配慮に細心の注意を払った。

　なお，研究協力の依頼にあたり，本研究は大学の研究倫理審査委員会の承認を得て実施した（承認番号：研倫審委第2016-7）。また，予備調査については，2013年11月22日に大学研究倫理審査委員会の承認を得て実施した（承認番号：

44

研倫審委第2013-84）。

1）研究参加依頼時の配慮

　研究参加を依頼する教員には，個別に都合のよい時間と場所を設定し，研究の趣旨と具体的内容，倫理的配慮について研究参加依頼書・同意書（**添付資料3**）と口頭にて説明を行った。研究参加は自由意思に基づくものであり，いつでも撤回が自由に行えること，参加を辞退しても何ら不利益を受けないこと，研究は教員個人の仕事を評価するものではないことを保証した。研究に伴う教員の心理的負担，時間的負担のリスクとそれに対する配慮を行うとともに，研究参加により教員自身が看護技術教育を見直す機会にもなり得ることを説明した。

　対面での研究参加同意への圧力ができるだけ加わらないよう，切手を添付した封筒を教員に渡し，研究参加に同意する場合には，同意書欄へ教員の署名を行った研究参加依頼書・同意書（**資料3**）2通を筆者宛に郵送するように依頼した。筆者は2通に署名の後，うち1通を研究参加者控えとして教員に渡し，保管するように依頼した。

　研究参加を依頼する学生には，依頼時の手続きおよび配慮は教員に準じるが，特に学生の立場であることを考慮し，研究参加への依頼時に断りづらいという圧力が加わらないよう，研究参加と途中での撤回は学生個々の自由意思に基づくこと，研究は学生個人や学習の評価を行うものではないこと，研究参加を辞退した場合でも何ら不利益はないことを丁寧に説明した。研究に対する説明の後，対面での研究参加同意への圧力ができるだけ加わらないように，同意を得る手続きについては，研究参加依頼書・同意書を所定の回収箱に投函するように依頼した。

2）研究参加依頼書・同意書に関する説明時の配慮

　研究参加を依頼する教員への研究参加依頼書・同意書（**資料3**）には，研

究目的，調査期間，研究参加者の条件，調査方法，および研究参加に伴う倫理的配慮として①自由意思による参加および途中撤回の自由，②個人情報の取り扱い（全て数値や記号を用いた匿名化を行い，プライバシーの保護およびデータの管理を厳重に行うこと，得られたデータは研究目的以外には使用しないこと），③具体的な調査内容に関わる項目（参与観察が行われること，当該授業に関連する学生への配布資料および事前学習などの記録物を教員のコメントを含めて研究者が閲覧すること）④研究結果の公表（本研究は，博士論文としてまとめるため，将来的には学会や論文で発表する場合があること，また，大学の協力を得て，リポジトリを通してインターネットに公開すること，その際は，研究参加者である教員，学生の方に事前に同意を得た上で研究データとして活用すること）と閲覧（研究結果の公開の際には連絡し，希望があれば学会抄録や論文を郵送すること），⑤研究参加による負担の可能性とそれに対する配慮，⑥研究に対する問い合わせ時の連絡方法を同意書に示した。

　研究参加を依頼する教員が研究参加同意の際は承諾する項目にサインを入れて署名を行うように説明した。さらに，筆者は，研究参加者の選択した承諾事項に従って調査を実施することを説明した。

　研究参加を依頼する学生には，研究参加依頼書・同意書（**資料 4**）には，研究目的，調査期間，研究参加者の条件，調査方法，および研究参加に伴う倫理的配慮として教員の①〜⑥と同一の内容を同意書に示し，研究参加同意の際は，承諾する項目にサインを入れて署名を行うように説明した。筆者は，研究参加者の選択した承諾事項に従って調査を実施することを説明した。

3）研究撤回書に関する説明時の配慮

　研究参加に同意した場合でも不利益を被ることなく，同意を撤回することが可能であることについて，研究参加を依頼する教員および学生に対して同意撤回書（**添付資料 5**）と口頭にて説明を行った。同意を撤回する場合は，同意撤回書 2 通を筆者宛に郵送するように依頼した。筆者は 2 通に署名の後，

うち1通を研究参加者控えとして教員および学生に渡し，保管してもらった。ただし，同意撤回を受領した時点で，研究論文として公表していた場合やデータ（逐語録，カテゴリー・コード一覧表など）が完全に匿名化され個人が特定できない状態等の場合には，データを廃棄できないことがあることを説明した。

4）参与観察および面接時の配慮

　データ収集前に，技術演習の概要とスケジュールを把握し，教員および学生に心理的負担や時間的負担をかけないような参与観察の入り方や技術演習場面，時間帯について教員と事前に相談を行った。参与観察時にはその時々の技術演習の状況や指導の場に応じて，教員と学生に緊張感をできるだけ与えないような立ち位置や観察場面，活動時間を調整した。調整後も予定していた観察を断りたい場合は遠慮なく筆者に伝えてほしいことを説明した。観察中のメモは必要最小限にとどめ，観察を終えた後，できるだけ人目に触れないところでフィールドノーツを記録した。参与観察中，不明な点を尋ねる場合には，教員や学生に負担のないように短時間でやりとりを行った。

第2節　研究結果

1．調査の概要
1）研究参加者の概要
⑴　教　　員

　本研究の参加者は，3か所の看護系大学において，科目名「基礎看護技術」の技術演習を担当し，研究参加の同意が得られた5名の教員であった。学内での技術演習に外部の者が入っても自分のペースで授業が出来，技術演習を外部の者に公にしてもよいと考えている教員で，筆者の知人の看護系大学の教員から紹介された5名を対象とした。研究参加者5名の背景は

表4-1　研究参加者（教員）の背景

項目	仁先生	両本先生	久米先生	馬場先生	相澤先生
教育職歴	専門学校 看護系大学	看護短期大学 看護系大学	病院・看護系大学	専門学校 看護系大学	看護系大学
職位	教授	講師	准教授	准教授	助教
教育経験	27年	8年	17年	16年	5年
基礎看護技術 指導経験（大学にて）	15年	5年	9.5年	8年	5年

　表4-1に示した。5名の教員それぞれの教育経験および，基礎看護技術の指導経験は3年を超えていた。

　なお，プライバシーの保護のため，研究参加者はすべて仮名とし，個人の特徴的な内容については，支障のない範囲で修正を加えた。

⑵ 学　　生

　本研究の学生の参加者は，看護系大学に在籍し，「基礎看護技術」を履修し，技術演習に参加している1年次生のうち，研究参加の同意が得られた12名の学生であった。

　なお，プライバシーの保護のため，研究参加者はすべて仮名とし，個人の特徴的な内容については，支障のない範囲で修正を加えた。

2）看護技術演習の概要

　5名の教員が担当した看護技術演習の概要について，それぞれの教員がインタビューで語った内容を整理し，表4-2に示した。各教員が担当した技術演習科目は，いずれも「基礎看護技術」であり，その内容は生活行動への援助であった。技術演習は4月〜7月または，10月から2月までほぼ毎週あり，実技試験も設定されていた。どの教員も技術演習に先立ち，技術演習を担当する教員間で打ち合わせを行い，講義・演習を担当する教員（以下，授業担当教員）を中心に，説明および質疑応答が行われていた。この教員間の打ち

48

合わせは，久米教員，馬場教員，相澤教員の所属大学では，技術演習当日に学生に配布する予定の「演習要項」，仁教員の所属する大学では，既に学生に配布されている「演習ノート」をもとに，行われた。また，両本教員の所属する大学では，授業担当教員から教員用の「指導要項」が提示され，この「指導要項」をもとに打ち合わせが行われた。そして，打ち合わせでは，技術演習を担当する教員間で説明および質疑応答が行われていた。「演習要項」および「演習ノート」には，いずれも演習も目的，到達目標，演習の流れ，演習で使用する物品，基本的な手順，実施上の留意点が記されていた。

　当日の技術演習の展開方法については，3校とも基本的には学生全体を2クラスに分けたダブルクラスで実施されていた。久米教員，馬場教員，相澤教員の所属する大学では，学生は各ベッドに3名配置，仁教員の所属する大学では2〜4名配置，両本教員の所属する大学では，学生は各ベッドに2名が配置されるように組まれていた。技術演習の具体的な進め方は，その日，技術演習で行う援助技術項目の「演習要項」に示され，学生は看護師役，患者役または観察者の体験を通して，患者の気持ちや思いに寄り添い，患者の反応に着目しながら看護技術の実施に必要な知識・技術・態度を学ぶことを目的として設定されていた。

　この状況に加え，両本教員の所属する大学では，授業担当教員作成による「演習要項」の配布のほかに，技術演習で行う看護技術のプレゼンテーターをグループ内で事前に決めておき，プレゼンテーターが技術演習で担当する援助技術の「実施手順書」を作成していた。プレゼンテーターは自ら作成した手順書に従い，実施者（看護者）の役をとりながら患者役の学生に援助技術を実施し，方法や留意点を説明していた。また，プレゼンテーターが援助技術を示した後，気づいたことについてその場で意見を出し合い，実際に行うことを繰り返していた。

　技術演習全体の進行やまとめは授業担当教員が行っていたが，学生が実施する際には授業担当教員を含む複数の教員が同時に複数のベッドの学生指導

表4-2　基礎看護技術演習の概要

項目	仁教員	両本教員	久米教員	馬場教員	相澤教員
学年・時期	1年・後学期	1年・後学期	1年・後学期	1年・後学期	1年・後学期
単元名	①体位変換・安楽な体位への援助・移動②和式寝衣の寝衣交換	①安楽な体位の保持・体位変換・移動②点滴をしている臥床患者の寝衣交換	臥床患者のシーツ交換・寝衣交換	臥床患者のシーツ交換・寝衣交換	臥床患者のオムツ交換・陰部洗浄
学生数	約40名（×2クラス）	約50名	約40名（×2クラス）	約40名（×2クラス）	約40名（×2クラス）
学生配置	3～4名／1bed	3～4名／1bed	2～3名／1bed	2～3名／1bed	2～3名／1bed
学生の役割	看護師役・患者役・観察者役：交代あり	看護師役・患者役：交代あり	看護師役・患者役：交代あり	看護師役・患者役：交代あり	看護師役・患者役：交代あり
担当教員	①三田, 和田, 田沢, 山田②長谷川, 深谷	小川, 伊藤, 木村	土井	江原	後藤
全教員数	5名	5名	4名	4名	4名
担当学生数	13名／4bed	13名／4bed	巡回	巡回	巡回
指導体制	交替制	交替制	巡回	巡回	巡回
デモンストレーション	有	無	無	無	無
授業資料	演習事項演習ノート	演習事項実施手順書（学生作成）	演習事項自己評価用チェックリスト	演習事項自己評価用チェックリスト	演習事項自己評価用チェックリスト
事前学習	動画の視聴演習ノート（援助方法・留意点・根拠）の記入	実施手順書の作成看護技術の自己練習（自由参加・教員の指導有）	動画の視聴具体的な援助方法・留意点・根拠の確認	動画の視聴具体的な援助方法・留意点・根拠の確認	動画の視聴具体的な援助方法・留意点・根拠の確認

※巡回とはベッドや学生の担当は決めず巡回しながら指導するスタイル

を担当していた（表4-2）。

3）インタビューの実施状況

　インタビューは実施した技術演習における，教員の学生へのはたらきかけの意図に焦点をあて，技術演習担当教員に対し，1～3回実施した。時期は，

技術演習と同じ日の技術演習終了後，技術演習実施日の翌日に行った。インタビューを３回実施した仁教員と両本教員については，２回のインタビュー終了後，教員の学生へのかかわりの意図が十分に聞きとれなかった，または，筆者による解釈が不十分であると判断した内容について，仁教員には１年３ヵ月後，両本教員には９〜10ヵ月後に３度目のインタビューを行った。

　インタビューの実施時間については，仁教員は３時間３分（全３回），両本教員は２時間10分（全３回），久米教員は１時間３分（全１回），馬場教員は58分（全１回），相澤教員は１時間（全１回）であり，すべて所属大学の個室で実施した。

　久米教員，馬場教員，相場教員が演習で指導した学生の土井さん，江原さん，後藤さんについては，演習と同じ日の演習終了後に教員のかかわりについて感じたことに焦点をあて，フォーマルなインタビューを１回ずつ行った。インタビューの実施時間については，土井さんは37分（全１回），江原さんは32分（全１回），後藤さんは35分（全１回）であり，すべて所属大学の個室で実施した。

　一方，仁教員がはたらきかけを行った学生の三田さん，和田さん，田沢さん，山田さん，長谷川さん，深谷さん，両本教員がはたらきかけを行った学生の小川さん，伊藤さん，木村さんについては，インフォーマルなインタビューの実施とし，教員によるはたらきかけが行われたそのとき，その場で，どのように感じたかを答えてもらうようにした。

２．看護技術演習における教員の学生へのはたらきかけ

　ここでは，基礎看護学領域に所属し，科目名「基礎看護技術」の看護技術演習を担当する教員が，技術演習においてどのように学生にはたらきかけているのか，特に学生の持つ感覚や感性にどのようにはたらきかけ，どのような影響を及ぼしているのかについて分類したところ，大きく「教員自身が捉えている感覚をありのままに学生に表現する」「教員自身の身体の動きを見せて動きの

表4-3　教員のはたらきかけの場面

テーマ	場面	教員
教員自身が捉えている感覚をありのままに学生に表現する	患者の「体重をもらって」患者と一体になるように伝える	仁教員
	右手を患者の下側になる足に「押しつけて」患者の回転を促すように伝える	仁教員
	上方移動させるときに「手を下に抜く」と伝える	仁教員
教員自身の身体の動きを見せて動きのイメージを伝える	パントマイムを見せるかのように下シーツを「すっと」持ち上げる動作を見せる	久米教員
	死角で見えない動きを見える動きに変えて見せる	仁教員,両本教員
	リズミカルな動きをその場で自身の手と足の動きで見せる	仁教員
その場に同調しやすい雰囲気をつくり，学生と感覚を共有する	学生と同時に同じ言葉を発しながら同じことを行う	両本教員
学生が描くイメージと実際の動きとのずれに気がつくように示す	学生のバランスを崩した動きを見せて，その動きになった理由をその場で考えるように促す	両本教員
	引き出した寝衣に深いしわが数多くついている様子を見せる	仁教員
	適切でないことに学生の意識が向いて気づくように発問する	相澤教員
学生の身体に直接触れて適切な身体の位置へと誘う	適切な手の位置まで学生の両手を引っ張り上げる	仁教員
	正しい足の向きを見せ，学生の身体に直接触れて適切な身体の向きに修正する	馬場教員
学生がイメージしやすい方法を用いて説明する	ファイルを使って普段は死角となって見えない手の広げ方を見せる	馬場教員
	和式寝衣のたたみ方を馴染みのある折り紙に例える	仁教員

イメージを伝える」「その場に同調しやすい雰囲気をつくり，学生と感覚を共有する」「学生が描くイメージと実際とのずれに気がつくように示す」「学生の身体に直接触れて適切な身体の位置へと誘う」「学生がイメージしやすい方法を用いて説明する」の6つのテーマが抽出された。

　記述内容は，それぞれの語りの意味を損なわない程度に分かりやすく要約した箇所も含まれる。研究参加者のインタビューでの語りを直接引用した場面は，

引用段落以外は「」で示し，太字とした。また，技術演習中の教員や学生との会話は「」で示した。『』は科目名，技術演習の主題および技術演習で取り組んだ援助技術名を示した。""は学生に課せられた課題を示した。

また，各教員の学生へのはたらきかけの場面については，表4-3で示した。

1）教員自身が捉えている感覚をありのままに学生に表現する

教員自身が捉えている感覚をありのままに学生に表現することで，学生が感じをつかむことを支援したはたらきかけである。以下の3つの場面から具体的に説明する。

⑴ 患者の「体重をもらって」患者と一体になるように伝える

学生の三田さんが参加していた技術演習の主題は，『体位変換・安楽な体位への援助・移動』であった。技術演習に先立ち，授業担当教員である仁教員からは事前課題として，"解剖学的に無理の無い体位・肢位を調べる"が提示されていた。

授業担当者でもある仁教員は，各ベッドに3名の学生が配置されたベッド4つを担当していた。担当している4つのベッドのうち，学生の三田さんがいるベッドのところに行くと，三田さんはベッド上端座位になっている患者役の学生の腰に手を当てながら両手を組み，今まさに患者役の学生を持ち上げようとしていた。その際，患者役の学生の腰に両手を回している三田さんの腕は伸び，腕が伸びている分，患者役の学生との間に距離ができ，お互いの胸部は30cmほど離れていた。また，患者役の学生の体は前傾してはいたが，看護師役の三田さんに体重を預けているという感じはなく，三田さんの肩に軽く顎を乗せているだけという感じであった。

この様子を見ていた仁教員は，「脇を閉めてね。患者さんの体重をもらってね」と声をかけた。声をかけられた三田さんはそのまま数秒動きを止め，どのような体勢をとればよいのか，その場で考えていた。その後，患者役

図4-1　ベットから車椅子への移乗

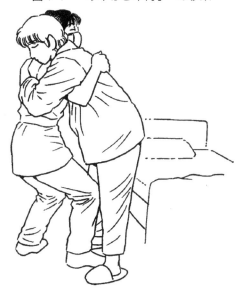

　の学生に対し，「一旦立ってから組み直すね」と声をかけ，患者役の学生
の腰部に組んでいた手を解き放し，一旦立位になった。そして，「じゃあ，
また改めて組ませてもらうね」といって改めて患者役の学生と組み直し，
体勢を整えた。つまり，再び患者の腰部で両手を組み，自らの腰の位置を
患者役の学生よりも低い位置になるように両膝を曲げ，患者役の学生を大
きく前傾させて患者役の学生の前腕と前胸部全体を肩で支え，患者役の学
生の体重を肩に乗せるようにして構えを作った（図4-1）。それから，自ら
の脇を閉めて患者役の学生との距離を縮めながら，患者役の学生を持ち上
げ，スムーズに車椅子に移乗していた。
　その後，研究者が「仁教員から体重をもらってといわれて，どのように
感じましたか？」と尋ねると，三田さんは，「患者さんを自分の方に前傾
させるというのは，患者さんの体重が自分の肩に乗るイメージなのだとい
うことが身体でわかりました」と述べた。

　この「体重をもらう」という表現を使ったことについて，仁教員は，インタビューで以下のように答えた。

　　（患者さんの）体重が（看護者と）分離している感じだと全然移動しない。（患者さんと）密着してしゃがむから初めて体重がかかってお尻が浮くんであって……。重心を一致させるためにはやっぱり脇を締めて，患者さんと一体にならないといけないんですね。体重が分離している感じだと全然移動しないんだけど，（患者さんの）体重をもらって一体になる感じにすると，一番これでねらっている患者さんとの重心を一致させて回転して移るとか立ち上がるとか，そういうことになるのかなと思う……だから，「ちゃんと（体重を）もらってね」っていっているんだと思う。前傾するとどんな感触かはやったことがないので（学生は）わからない。

　ベッド上端坐位の患者役の学生を車椅子に移動する際に，看護師役の学生が患者役の学生をボディメカニクスを使って効率よく移動させるためには，看護師役の学生と患者役の学生が動作の中で，お互いの体の位置が離れず，一体になることが必要である。看護師役の学生が患者役の学生と一体になるためは，患者役の学生を前傾させたときに，看護師役の学生が自らの身体を通して「体重をもらう感じ」を意識するように教員が促していた場面であった。

⑵ **右手を患者の下側になる足に「押しつけて」患者の回転を促すように伝える**
　学生の田沢さんのクラスは，『基礎看護技術』の『体位変換・安楽な体位への援助・移動』の技術演習を行う１週間前の仁教員の講義の中で，体位変換の動画を見ていた。この動画では，膝を曲げることが出来ない臥床患者を仰臥位から右側臥位にする体位変換の方法として，看護師が自分の

右足の側面をベッドフレームにあて，自分の右足を軸に患者と対面するように回転しながら，なおかつ自らの右手をぴんと張り，てこの原理を使って患者の右足を軸に90度手前に回転さて患者を右側臥位にする方法がとられていた（図4-2）。この動画の一部は仁教員が所属する基礎看護学領域の教員による自作であり，技術演習で行う内容を掲載している，仁教員作成の演習ノートに合わせて作成されたものである。今回の技術演習では，この膝を曲げることが出来ない臥床患者を右側臥位にする援助を行うことになっていた。

　仁教員が田沢さんのいるベッドに行くと，右足をベッドフレームに押し付けて自らの体重を預けながらも，自身の右手を患者役の学生の足のどこにどのように入れたらよいかわからず，何度も手を入れ直している田沢さんがいた。

　仁教員は，「手はピンと張って，（患者役の学生の）膝に手を入れるときは（自らの）手背をもう一方の足（患者役の学生の右足）に押しつける感じよ」といい，患者役の学生の右側に立ち，自らの正面を患者役の学生の頭

図4-2　膝を曲げることができない臥床患者の体位変換

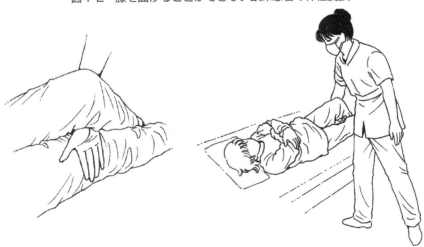

側に向けた状態で患者役の学生の膝の間にぴんと張った右手を入れた。仁教員が患者役の学生の左大腿部の下から両膝の間に手を入れた時点で患者役の学生の骨盤が回転し始めていた。これらの動きと同時にベッドのフレームに押し当てられた右足から左足への体重移動が行われた。つまり，仁教員自身が90度に体を回転させている様子を田沢さんにゆっくりと見せながら，患者役の学生を右側臥位にした。

田沢さんは仁教員の動き全体と，特に患者役の学生の両膝の間に入れた仁教員の手を注意深く見た後，すぐに仁教員と場所を交代した。そして，右足の側面をベッドフレームにあてた状態で自らの体重を右足に預け（左足を浮かせ），手の指の間は閉じ，手のひら全体と指先がしっかりと伸びてやや反り気味になるような状態で患者役の学生の膝の間に入れた。このとき，仁教員のときと同じように患者役の学生の骨盤が回転し始め，田沢さんが自身の身体の向きを90度回転させながら，患者役の学生を右側臥位にさせていた。田沢さんの顔面が患者役の学生がいる方向に向き，浮かせていた田沢さんの左足が床についたときには患者役の学生は右側臥位になっているという一連の流れを，田沢さんは一度も滞ることなく，スムーズに行うことができていた。

その直後，筆者が田沢さんに，「実施してどのように感じましたか？」と尋ねると，「やったやった，できたできたって思いました。感じがわかりました」と述べていた。

仁教員はインタビューの中で膝を曲げることができない臥床患者を右側臥位にする援助における看護者の手の入れ方について，以下のように述べていた。

　　　下の足，これが，要するにてこなんですよね。てこの着地面なので，ここが浮いてたら，てこをはたらかせられない。入れた手の甲がきちっと（患者の下側になる足に）着地をして，そこで回転を起こしていく

のよっていうことなので。手の甲に当たる側の足に手をしっかり当て
なさいっていうのはいっていると思うので，そのときに押しつけるっ
ていう表現を使っているかもしれないですね。押しつけるっていうの
は，きっと力を入れるっていう（力の）入れ方の表現だったんじゃな
いかと。私が，きっとそう理解しているんでしょうね。

　膝を曲げることができない臥床患者役の学生を右側臥位にする際の，看
護師役の学生の右手の使い方について，教員は「手背をもう一方の足（患
者役の学生の右足）に押しつける感じ」と表現していた。具体的には，患
者役の学生の右足を軸に90度手前に回転させるときに看護師役の学生の右
手をてことして上手く使うために，患者の膝の間に入れた手をぴんと張り，
ぴんと張った手の手背を患者のもう一方の足に押し付けるように力を入れ
る，まさにその感覚を看護師役の学生が感じることが必要であることを教
員が伝えていた場面であった。

(3) 上方移動させるときに「手を下に抜く」と伝える

　学生の和田さんのクラスは，今回の技術演習のテーマである『体位変換・
安楽な体位への援助・移動』を行う上で，授業担当教員の仁教員から事前
課題が出されていた。事前課題の中には，上方移動の動画を事前に確認し
ておくことが含まれており，『基礎看護技術』の授業で使用する演習ノー
トにも，上方移動の写真が掲載されていた。このときの上方移動とは，臥
床患者の両膝を立て，患者が両足でマットレスを蹴ったところを介助して
頭側にスライドする動きを指す。
　教員のデモンストレーションを見た後，和田さんは，患者役の学生に「膝
を立てておいて」と声をかけ，左手の肘関節を患者役の学生の頭部に配置
し，右手を殿部とマットレスとの接地面に配置した後，左足の足先を患者
役の頭側に向け，両足を肩幅以上に広げて腰を低くし，「1，2の3」と

図4-3　上方移動

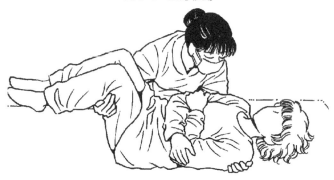

声をかけながら，患者の足元側にある右足から患者の頭側にある左足への
体重移動を行った。しかし，殿部とマットレスとの接地面に配置した右手
に力が入り，腕がマットレスとの接地面から離れて膝を上方に持ち上げよ
うとしてしまったため，殿部はスライドせずに，その場でマットレスから
数ミリ浮いて持ち上がる様子が見られた（図4-3）。その様子を見ていた仁
教員は，「（和田さんの足の動きは）そんな感じ。でも上に持ち上げようと
するのではなくて，スライドさせる。手は上に向かって抜くのではなく，
下に向かって抜くと思って」と声をかけた。

　仁教員の言葉かけを聞いて，和田さんは患者役の学生が膝を立てている
状態から上方移動を行った。その際，和田さんの右手がマットレスから離
れることはなく，マットレスに接している状態を保ちながら，患者役の学
生をスムーズに上方移動させることができていた。その後，筆者が和田さ
んに声をかけると，「体の使い方はわかったような気がするけど，実際に
やるとわからなくなるときがあるから練習します」と述べていた。

　インタビューの中で，デモンストレーションではどのように学生に伝え
ているかについて，仁教員は以下のように述べていた。

　　デモですべてをいっちゃうと，（学生は）もうあふれちゃうじゃな

いですか。だから，デモでは本当に，要所，要所の大事なところしか
いってなくて，ばらけたときに細かいことは（各グループに分かれて
から）先生たちにいってもらうようにしてるんですね。「上に持ち上
げないで」というのはデモでいっていると思います。

　また，「下に向かって抜く」と声をかけたことについて，仁教員は以下
のように語った。

　　学生が殿部とマットレスとの接地面に配置した右手を上（天井の方
　　向）に向かって抜いていたので，「下（手前側）に向けなさい（抜きな
　　さい）」っていうふうにいいました。そのときの状況を見て，殿部とマッ
　　トレスとの接地面に配置した右手が上がっていたから，「（上方移動後
　　に右手を）下（手前側）に抜くつもりでちゃんと（右手の位置を）意識
　　してね」っていう意味でいったんじゃないかなという気がします。
　　……「手を押し付けて」というのはもう散々繰り返しいっているので。

　患者役の学生の上方移動を行う際に，マットレスに接している患者の殿
部を支える看護師役の学生の右手を，患者役の学生の膝の方向にスライド
させないこと，また，患者役の学生の殿部を支える右手をマットレスから
離さないことを，看護師役の学生が意識を持って行うことができるように，
教員が「（右手を）下（手前側）に向かって抜くと思って」と声をかけた場
面であった。

2）教員自身の身体の動きを見せて動きのイメージを伝える

　教員自身の身体の動きを学生に見せて，学生に動きのイメージを伝えるこ
とで，学生が感じをつかむことを支援したはたらきかけである。以下の4つ
の場面から具体的に説明する。

(1) パントマイムを見せるかのように下シーツを「すっと」持ち上げる動作を見せる

　この日は，学生の土井さんにとって，2度目の技術演習のテーマである『臥床患者のシーツ＆寝衣交換』を行う日である。1週間前の技術演習では，患者がベッド上に臥床している状態ではなく，誰もいないベッドでのシーツ交換と寝衣交換のみを既に行っていた。

　臥床患者に対し，シーツ交換と寝衣交換が同時に行われていた。学生には，自己学習を行うための教員作成の演習要項が初回の授業で配布されていた。各学生が，技術演習当日までに援助技術項目のポイントを自己学習で事前に学んできている状態だった。

　久米教員が看護師役である土井さんの動きを見ていた。土井さんはベッドの右側に立ち，患者役の学生の頭側の下シーツをマットレスの下に入れた後，ベッド側面に垂れたシーツをできるだけ引っ張り上げてベッド上に乗せ，マットレスの下に垂れている下シーツをマットレスの下に入れ込もうとしたが，既に下シーツに張りはなく，マットレスの角の部分がマットレスから離れて浮いてしまい，今にも崩れそうになっていた。

　久米教員が，「頭側に入れたシーツの量が少なかったから角をつくる時に引っ張り上げると抜けてきてしまうんだよ。どのくらいシーツが（マットレスの下に）入っているか見てみて」といい，久米教員と土井さんは患者役の学生の頭側の下シーツがマットレスの下にどのくらい入っているのかを一緒に見て確認した。実際，患者役の学生の頭側のシーツは10cmほどしかマットレスの下に入っておらず，引っ張り上げると今にも抜けてしまいそうな状況であった。

　そして，久米教員は，「（マットレスの側面のシーツは）軽く上げるだけでいいんだよ」といい，実際には下シーツに触れていないが，その場で母指と示指で下シーツを持つ動作をし，さらにパントマイムでも見せるかのように，ゆっくりと力を入れずにすっと下シーツを持ち上げてマットレス上

図4-4　下シーツを「すっと」持ち上げる，手の動きを見せる様子

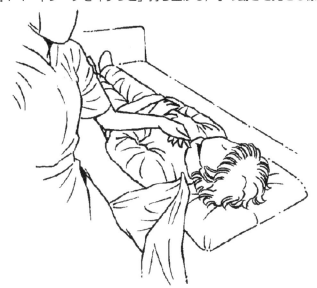

にのせる動作をして見せた（図4-4）。

　動きを止めて久米教員の動きを注意深く見ていた土井さんは，ベッドメーキングの続きとして患者役の学生の足側の下シーツの角をつくり始めた。足側のマットレスを新しいシーツで覆い，マットレスの側面の下シーツを垂直に持ち上げる際，再び力強く引っ張り上げていたため，下シーツの角にしわが見られていた。久米教員は，「ほらまた。（下シーツを）上に引っ張り上げるとどうなった？」と土井さんに尋ねた。

　土井さんは下シーツの角を確認して，「しわがよっています」と答えた。久米教員は土井さんの返答を聞いてから，「あまり持ち上げず，すっと持ち上げるだけでいいよ」と再び声をかけ，今度は実際に下シーツを持ちながら，力を入れずに下シーツを持ち上げる動きをして見せた。久米教員が持ち上げた下シーツは床（ベッド面）に対して垂直であり，角にしわはよっていなかった。

　久米教員の動きを注意深く見ていた土井さんは，久米教員が見せた「軽く」や「すっと」を，自分でも行ってみることで，その感じをつかもうとしていた。慎重に行っていたため，久米教員よりもゆっくりと丁寧な動作で行っていたが，実際に母指と示指の2本の指を使って，マットレス側面の下シーツを軽く（すっと）持ち上げることができていた。

　ベッドメーキングを行う際，教員が下シーツを持ち上げる動作について，初めに教員は下シーツを持たずに，言葉で「軽く上げるだけでいいんだよ」といいながら，まるで下シーツを持っているかのように，そして，軽く持ち上げている動作がわかるように，その場で下シーツを持ち上げる動作を行ってみせた。そして，2度目には実際に下シーツを持って「すっと持ち上げるだけでいいよ」といい，同じ動作を繰り返し行った。1回目に下シーツを持たずに行うことで，軽く持ち上げる動作を強調して見せることができ，学生にその動作を印象づける効果が感じられた。また，2回目に下シーツを持って同じ動作を行うことで，印象づけられた動作のイメージを実際につなげて学生が認識することを促していた場面であった。

(2) 死角で見えない動きを見える動きに変えて見せる

a. マットレスの下に入れた手の動きを見せる

　土井さんが，久米教員の動きをまねて，ゆっくりと慎重にベッドの側面の下シーツを母指と示指を使って「軽く（すっと）」持ち上げてベッド上に乗せ，側面に垂れているシーツをマットレスの下に入れようとした。土井さんがマットレスの側面に垂れている下シーツを手掌を下にしてマットレスに入れ込もうとした時，久米教員は「手掌を上に向けているね。手掌は下向きにするっていわなかった？」といい，土井さんの動きに合わせて自らの手掌を下にし，徐々に腕を伸ばしながらその場でマットレスの下にあるシーツを広げる動作をゆっくりと行った（図4-5）。

　久米教員の動きを見ていた土井さんは，久米教員の動きを注意深く観察

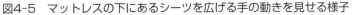

図4-5　マットレスの下にあるシーツを広げる手の動きを見せる様子

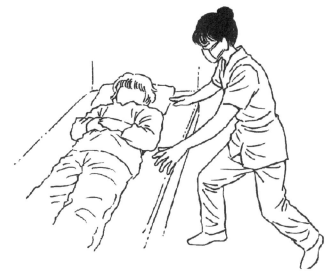

し，自らの手掌を下にして徐々に腕を伸ばしながらその場でマットレスの下にあるシーツを広げる動作をゆっくりと行った。

　普段はマットレスの死角となって見えない手の動きを，学生にわかりやすく示すために，教員がマットレスの下に手を入れずに，そして，ゆっくりと，マットレスの下にある手の動きを行って見せることで，学生が模倣しやすい状態を作り出していた場面であった。

ｂ．患者の体の下に入れたときの手の状態を見せる

　学生の伊藤さんのクラスは，前の週までの講義で，良肢位，ボディメカニクスの活用，側臥位・ベッド上端座位から椅子への移動を学んでいた。また，技術演習の事前課題として，技術演習当日までに各学生がグループ内で１項目ずつプレゼンテーションを担当すること，また，担当した援助技術項目について各自手順書を作成し，技術演習当日に担当した援助技術項目についてグループ内でデモンストレーションを行えるようにしておく

ことが伝えられていた。そのため，希望者による参加ではあるが，前日の
オフィスアワーの時間にプレゼンテーションを担当する援助技術項目の実
技を学生自身が実際に行い，体の動かし方について教員からアドバイスを
もらって本日の技術演習に臨んでいた。

　伊藤さんがいるベッドでは，既に患者役の学生はベッドの左端に仰臥位
になっており，伊藤さんは患者役の学生の頭が枕に乗ったままの状態で左
手を患者役の学生の両肩の下，右手を腰部に入れ，患者の頭側に上方移動
を行った。しかし，枕を外さずに行ったため，枕が患者役の学生の頭の動
きを遮り，頭を残したまま上半身を水平に移動させてしまう様子が見られ
た。また，患者役の学生の両肩の下に入れた左手の入れ込みが浅く，左肩
をしっかりと支えることが出来ていなかった。

　その結果，患者役の学生の頭の位置はほとんど変わらず，体だけが上方
に移動した状態であったため，患者役の学生は，首のところからくの字に
曲がってしまっていた。

　その様子を見ていた両本教員は，伊藤さんに「枕をとって行ってみよう」
と声をかけた。そして，「こんな感じだよ」といい，左の肘関節が軽く曲
げられた状態で，右手は肘関節を約90度に曲げてまっすぐに患者さんの体
の下に入れる動作をその場（空中）で見せた（図4-6）。すると，教員の動
きを注意深く見ていた伊藤さんは，自らの左手を患者役の学生の後頸部を
通るように体の下に入れ，さらに肩甲骨を通って患者役の学生の左肩を支
えることができるくらいに自らの左手を出していた。また，右手は，患者
役の学生の腰部のくびれのところに入れ，スムーズに上方移動を行ってい
た。

　その後，筆者が伊藤さんに対して，両本教員が自らの動きを空中で行っ
て見せたことでどのようなことが分かったのかを尋ねると，「（見たことを）
自分でやってみて両本先生のいっていることがわかりました」と述べてい
た。

図4-6　患者の体の下に両手を入れる動作を空中で行う様子

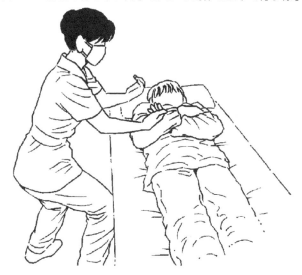

　この場面について，両本教員がその場（空中）で伊藤さんに見せたときのこととその理由について，インタビューの中で両本教員は以下のように述べていた。

　基本的に，この見えてない，患者さんで埋まっちゃっているような部分を見せるっていうところを，空中でやると効果的であることがたぶん基本的なベースにあって，そういう部分が見えないとイメージできないんじゃないかな。（この方法をとった理由として，）学生のタイプというのは見ていました。ちゃんとした方法を示すことで，自分のできていないところがどこだったか，というところに気づける学生だったのかなという判断をしていました。できてないところのポイントの部分をやってみせたら，（伊藤さんが）できることをねらっていました。（今回の）上半身がうまくいってないといったときに，たぶん枕は外れてないし，ホールドがうまくいっていないしというところを直せば，

66

（伊藤さんは）やってみることができるのかなって判断していた気がします。

　臥床患者役の学生の上方移動を行う際の，看護師役の学生の左右の腕の配置について，教員は普段は死角となって見えないことを考慮し，自らの両腕を患者役の学生の体の下に入れて配置する様子をその場（空中）で見せたことによって，患者役の学生のイメージを促していた場面であった。
　さらに，両本教員は伊藤さんに適切な動きを口頭で伝えるのではなく，自らの左の肘関節を患者役の学生の体の下に入れる様子をその場（空中）で見せたことについて，以下のようにも語っていた。

　　口頭でいわれたことを再現するよりは，見て動きを真似るほうが再現しやすいんじゃないかなっていうふうに思います。それは理論的にというか，言語的に表現できるレベルまで（伊藤さんが）達していないので，（見て動きを真似るほうが）体験的というか，経験的な感覚的なところを促すことになると思います。

　教員は，これまでの技術演習における学生の様子から，学生個人の能力を理解しており，その理解に基づいてその時その場で学生が最も理解し，実践につながる方法として，患者役の学生の体の下に自らの左右の肘を入れる様子をその場（空中）で見せるという方法を選択し，実施した場面であった。

⑶　リズミカルな動きをその場で自身の手と足の動きで見せる
　学生の和田さんのクラスは，技術演習のテーマである『体位変換・安楽な体位への援助・移動』を行う上で，授業担当教員の仁教員から事前課題が出されていた。事前課題の中には，上方移動の動画を事前に確認してお

くことが含まれており，『基礎看護技術』の授業で使用する演習ノートにも，上方移動の写真が掲載されていた。このときの上方移動とは，臥床患者の両膝を立て，患者が両足でマットレスを蹴ったところを介助して頭側にスライドする動きを指す。

　和田さんは，上方移動の際に患者の両膝を立てる動作については，看護師の片足を一歩前に出すのと同時に患者の両膝に両手をかけ，看護師自身のもう片方の足を元の位置に戻す反動で患者の両膝を引き上げる動きが必要であることを事前に理解していた。和田さんのグループに仁教員が行くと，患者役の学生をベッド上中央に臥床させたまま，その場に立ち止まってどう動けばよいかを考えている和田さんの姿があった。

　そこで，仁教員は「（和田さんの足を）一歩（前に）出す（前に出していないもう片方の足は宙に浮く）のと同時に（患者役の学生の）（両）膝をつかみ，両膝をつかんだ状態で（宙に浮いたもう片方の看護師の足を）そのまま戻せばいい（宙に浮く前のもとの位置に戻せばいい）んだよ」といい，その場で「1，2の3で膝を曲げますよ。1，2の3」と患者役の学生に声をかけながら，しかし，実際には膝に触れずに，右足を一歩前に出しながら自らの体を前傾し，患者役の学生の両膝の近くに手を出し，左足で元の位置に戻る反動で膝を持ち上げるという一連の流れを，リズミカルな動きで，何度もその場で繰り返し行ってみせた。

　仁教員の動きを注意深く見ていた和田さんは，一歩前に自らの右足を踏み出すのと同時に，ベッド上で両膝を高く曲げている患者役の学生の膝窩を下から支えるように両手をかけ，一歩踏み出したときに宙に浮いた自らの左足を元の位置に戻しながら，その反動で患者役の学生の両膝を持ち上げた。

　この一連の動作を行うことができた和田さんは，「できたできた」といって笑顔を見せていた。

　その場に立ち止まり，どう動けばよいかを考えている和田さんの姿を見

たときのことを仁教員は，インタビューの中で以下のように話していた。

　　ここ（演習ノート）に書いてあることってこういうことなんだって
　　連動するには，やっぱり（その動きを学生に）見せないと駄目。文字
　　で書いてあることは文字ではわかるけれども，実際にはこういうタイ
　　ミングなんだとか，こういう反動なんだというのが，（見て初めて）文
　　字と見たことが一致する。（学生が）見て，こんな風にやるんだなって
　　いうのがわからないと，言葉で伝えても技術ってなかなか伝わらない。

　また，何度もその場でリズミカルな動きを繰り返し行って見せたときの
理由について，仁教員は以下のように語った。

　　この技術ってすごくタイミングというか，リズムがすごい大事なん
　　ですね。止まってしまうと腰部に負担がかかっちゃうので，止まっちゃ
　　いけない。このタイミングを何回か見せて，ああやってこうやるんだ
　　なってわかる。ああやってこうやるんだなってわかっていると，それ
　　を真似してタイミングがつかめる学生もいるんですね。

　上方移動を行う際に，看護師役の学生が前後に開いた足の体重移動を上
手く使って，大きな力を使わずにリズミカルに患者役の学生の膝を立てる
動作は，リズムとタイミングが重要なポイントである。そのことを学生に
示すために，一連の流れをすべて行って見せるのではなく，学生が教員の
真似ができるように，リズムとタイミングを使う動作だけを取り出し，教
員が自ら繰り返し何度も行ってみせた場面であった。

3）その場に同調しやすい雰囲気をつくり，学生と感覚を共有する

臥床患者の寝衣交換で教員が口頭で伝える動きを学生が真似て行うように，

教員が学生の目を見て，学生の口に合わせて声を出すなど合図を送って，学生と一緒に行う雰囲気を作り出した場面を以下に示す。

(1) 学生と同時に同じ言葉を発しながら同じことを行う

　　学生の木村さんのクラスでは，前の週に行われた，『点滴をしている臥床患者のシーツ交換・寝衣交換』の講義において，シーツの表側が内側になるように巻いて患者の体の下に入れ込むこと，汚染しているシーツ・寝衣を清潔なシーツの中に巻き込まないこと，汚れたシーツ・寝衣はカートの下に置く（清潔と不潔の意識づけ）こと，安全・安楽・転落への配慮を行い，不必要な露出を避け，保温に気をつけ，健側から脱がせ，患側から着せることを学習のポイントとしていた。学生はこれらのポイントを踏まえ，技術演習当日には持続点滴をしている85歳の患者のシーツ交換・寝衣交換を行う事例で，各自が作成した手順書を持ってきて演習に臨んでいた。

　　技術演習のテーマの１つである，『点滴をしている臥床患者の寝衣交換』において，看護師役の木村さんは，「肩を出して」というと，患者役の学生の寝衣から肩を抜き，また，「肘を抜いて」というと，袖の部分からスムーズに袖を抜いていた。このときの木村さんの表情について両本教員は，「もう少しで感覚つかめそうだというような，ちょっと微妙な複雑な表情をしている」と判断し，「今すごくうまくいったよね。なぜ上手くいったのかな？もう一度やってみよう！」と木村さんに声をかけ，もう一度行うことを提案した。

　　患者役の学生が再び寝衣の左袖に手を通し，寝衣を着直して仰臥位になったところで，木村さんが患者の左側，両本教員が右側に位置するように立った。木村さんが患者役の学生の襟を引っ張ろうとしたときに，両本教員が「肩のところを引っ張って」とゆっくりいって木村さんの目を見ると，木村さんも両本教員の後に続いて「肩のところを引っ張って」といいながら寝衣を引っ張って寝衣にゆとりを持たせるようにした。そして今度は，両

本教員がゆっくりと「肩を出して」というのと同時に木村さんも「肩を出して」といいながら患者役の学生の肩を出し，次も両本教員が，「肘を出して」というのと同時に木村さんも「肘を出して」といいながら患者役の学生の肘を袖から脱がせた。

　筆者が木村さんに，両本教員のかかわりをどのように思ったのかを尋ねたところ，「あいまいなことが先生と一緒に確認することではっきりし，自信を持つことができた。声に出して行うことで次の動きをイメージできた」と述べていた。

　このときの木村さんへのはたらきかけについて，両本教員はインタビューの中で以下のように述べた。

　　きっとこの子自身の感覚として，あともう少しなのにという感覚があって，一応，合図を送りながらやれば一緒にできるよねって（思って）。間合いとかを結構学生に合わせていたように思います。そして，……。自分の意思でそれを，それも自分のタイミングでやって，うまくいったっていう経験を積ませたかったのかな。

　そして，木村さんが両本教員とともに1つ1つの行為に対して声を出しながら行ったことについて，筆者が「そのときは，何も考えないでいったのですか？」と尋ねると，両本教員は以下のように答えた。

　　目を見て（自分と同じ動きをすることを）仕向けた気配はありますよね。目を見てたということは，彼女の目の動きもたぶん見てたのかなと思うので。肩から今度，次のほうに動いたときに，彼女がいう口に合わせて声を出すような関わりをしたのかなって思います。こんなにうまく声が合わさったのは，私が声を合わせた部分がかなりあると思います。自分も声に出して，自分の声のとおりにやったら，できちゃった。

　「あ，できた」みたいな，そういう辺りの，なんか自分でできたっ
ていう感じを出したかったみたいなのは，これに限らず，（技術）演
習のときは大切にしているような気がします。

　点滴をしている臥床患者の寝衣交換で，患者が着ている寝衣を交換する
際に，学生がその場の動きのリズムやタイミングを作れるように，教員は，
学生と一緒に動作を行う中で，自らの動きの感覚を学生が感じられる雰囲
気を作り出していた。そのことにより，学生は教員の動きのリズムやタイ
ミングに合わせることができ，曖昧さが払拭されて自信を持って寝衣交換
を進めることができた場面であった。

4）学生が描くイメージと実際の動きとのずれに気がつくように示す

　学生が正しいイメージを持たずに行っていることが感じられる動きや行動
について，教員が行って見せることで，学生が自らの間違いに気づくことを
支援したはたらきかけである。以下の3つの場面から具体的に説明する。

⑴ 学生のバランスを崩した動きを見せて，その動きになった理由をその場で考えるように促す

　学生の小川さんは，前述の伊藤さんと同様に，技術演習の事前課題とし
て，技術演習当日までに，各学生がグループ内で1項目ずつプレゼンテー
ションを分担した内容について手順書を作成していた。小川さんの担当は，
臥床患者を仰臥位から長座位，長座位から端座位にする援助技術であった。
　両本教員が小川さんのベッドに移動すると，看護師役の小川さんが患者
役の学生の右側に立ち，患者役の学生の両手を胸の前で交差する形に組ま
せ，両膝を立て，左手を後頸部，右手を膝下に入れて殿部を軸にして回転
し，まさにベッド上端座位を行おうとしていた。両本教員がそのまま黙っ
て見ていると，起き上がらせるのと患者役の学生の両足をベッドの下に下

ろすのが同時に行われ，小川さんは左手の力で患者役の学生を起き上がら
せていた。

　本来ならば，まずは患者役の学生の右手肘関節より少し前腕よりの部分
に右手が配置され，患者役の学生を仰臥位から長座位にする方法をとるの
であるが，患者役の学生の膝下に右手を配置し，患者役の学生の足をベッ
ドから降ろすことに使われていたため，患者役の学生が自然な頭の動きを
伴って起き上がるということが殆どできていなかった。そのため，小川さ
んの左手の力のみで患者役の学生を起き上がらせたことが伺え，小川さん
自身が苦痛様の表情を見せていた。

　両本教員が小川さんに「どうだった？右手がこんな風になっていたよ」
と声をかけ，患者役の学生には触れずに，左手は患者役の学生の肩を支え，
右手は膝下に配置してベッドの下に両足を下ろそうとする様子を見せた。
その動きは，右手と左手が違う目的で違う動きをしたことで，上半身がや
や反り気味で安定感がなく，上半身のバランスを崩した動きであり，両本
教員はその動きをその場でゆっくりと，手足を大きく動かして行って見せ
た（図4-7）。

　両本教員は小川さんの体全体のバランスを崩した動きを見せた後，小川
さんに，「（右）手はこんな風にならないよ。どうしたらいい？もう一度やっ
てみよう」と声をかけた。そのことで，体全体のバランスを崩した動きに
伴う右手の動きに着目させ，その場でどのような動きをすればよいかを小
川さん自身に考えさせてからもう一度行うことを促していた。

　声をかけられた小川さんは，自分の腕の力で患者役の学生を起き上がら
せることがないように，ベッドの背もたれを45度ほどアップさせ，両本教
員が行っていたように長座位になっている患者役の学生の両足をまずはベッ
ドの下に下ろし，患者役の学生の右手の肘関節より少し前腕よりの部分に
右手を配置し，左手を患者の後頸部に入れて肘関節で支え，左肩は手掌で
十分に保持しつつ，手前に大きく回転させながら患者役の学生を起こし，

図4-7　臥床患者を端座位にするときの学生のバランスを崩した動きを示す様子

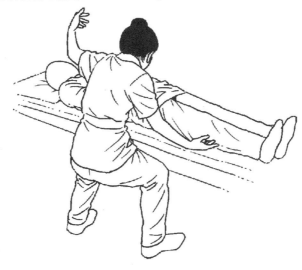

端座位にさせることができた。

　両本教員は，「さっきよりずっと上手くいったね」と声をかけると，小川さんは，「どうしたらあんな動きにならないのかを自分なりに考えたから」と答えていた。

　患者役の学生が自然な頭の動きを伴って起き上がるということが殆どできていなかったときの小川さんの様子について，インタビューの中で両本教員は以下のように語った。

　　　客観的に見せておかしさを（小川さんに）訴えるというか，自覚させるところから入りました。比較的習得度のよい学生だったら自分がどういうふうな立ち位置で，どういうふうなタイミングで患者さんを起こすのがいいのかっていうところをたぶん捉えてくれる力があるので，たぶんデモを見せていました。（小川さんは）これまでの技術演習において，うまくいったという点が，学生自身が自分で選別できない，

もしくは，いいと思って学生自身がやっている方法は決して良くなくて，ほかの人を見て，もっと良くしていこうというブラッシュアップがあんまりできないタイプ。以前に，できてなかったところはここだっていうふうに示したら，「ああ，じゃあ，そこのポイント，変えればいいんですね」っていって，全部変わって直せたことから，この学生の場合はできてないっていうことをいったほうが，結果としては，できることにつながっていくのかなと感じ，小川さんに違和感のある体の向きや動きをまずは自ら行って小川さんに見せようと判断しました。

　患者役の学生を仰臥位から端座位にする際に，まずは長座位にしてから端座位にする方法がとられるが，学生が患者の上半身を起こすのと，両足をベッドの脇に降ろすのを同時に行ったことで看護師役の学生の上半身が反り気味になり，バランスを崩した動きになっていた。教員はこれまでの技術演習の様子から，この学生は適切な方法を見せるよりも，適切ではない方法を見せる方が理解につながると判断し，上半身のバランスを崩した動きを学生に見せた場面であった。
　また，患者役の学生には触れずに，右手の動きだけではなく，小川さんの体全体がどのようにバランスを崩した動きを行ったのかを，その場でゆっくりと，手足を大きく動かして行って見せたことについて，両本教員は以下のようにも述べた。

　　視覚のほうが，やっぱりイメージできるし，視覚だと自分があの変な動きをしたんだって頭にちょっと残る。脳みそに残像が残っているままでやったほうが，即効性があるし，どうしたらあんな動きにならないのか自分なりに考えることにつながる。

　患者役の学生を仰臥位から端座位にする際，看護師役の学生の上半身の

バランスを崩した動きについて，視覚で見せたことは記憶に残りやすく，また，記憶をたどりながらその動きを取らない方法を学生自身が自ら考えると判断し，看護師役の学生に視覚で示すことを選択していた。

⑵ 引き出した寝衣に深いしわが数多くついている様子を見せる

　学生の長谷川さんのクラスは，前の週までの講義で，『臥床患者の和式寝衣の寝衣交換』の講義を受講していた。また，今回の技術演習の主題である『臥床患者の和式寝衣の寝衣交換』の事前課題では，基本事項として，仰臥位の患者の肘を患者自身の体幹によせて肘を曲げ，指先側を外側に向けて袖を脱がせる方法と，患者の肘を患者の体幹から離す感じで肘関節を曲げて袖を脱がせる方法を学んでいた。また，和式寝衣を美しく安楽に着せるためには背縫いと脊柱をあわせ，脇を引っ張って背中のしわをとること，さらに，和式寝衣の構成については，和式寝衣は1枚の布で出来ており，左右対称となる部位の，縫い目と縫い目を合わせて畳んでいくことを学んでいた。

　技術演習当日は，『70歳女性で全身衰弱が著しい患者の和式寝衣の寝衣交換を行う』という事例に基づいて行われ，技術演習開始時には，授業担当教員が和式寝衣の脱がせ方を一通り説明してから各ベッドでの実施となった。

　仁教員が長谷川さんのところにいくと，患者役の学生の体の下に乱雑に入れ込まれていた古い寝衣を持ち，「ちょっと1回引き出してみようか」といって，すべて引き出した。看護師役の長谷川さんは，左側臥位になっている患者役の学生の体の下に，寝衣の端を丸めずに入れ込んでいた。また，入れ込み方が均等ではなく，場所によって入れ込まれたり入れ込まれていなかったりしており，一部はねじれた状態で，乱雑に患者の体の下に押し込められている状態だった。仁教員によって全て引き出された古い寝衣には深いしわが数多く見られていた。仁教員は古い寝衣を全て引き出し

た後に手を止め，引き出した寝衣を数秒間そのままの状態にして，長谷川さんに深いしわが数多く見られている古い寝衣全体を見せた。広げられたしわだらけの古い寝衣全体を真剣に見ている長谷川さんの様子を注意深く観察した仁教員は，古い寝衣をつかむ両手に再び力を入れ，しっかりと古い寝衣の皺を伸ばすのを長谷川さんに見せながら，「古いの（寝衣）を体の下に入れるときにまっすぐに（寝衣）広げて平らにしてから均等に丸めておくと，あとは均等になった感じに合わせて丸めるだけだから体の下に入れるときにぐちゃぐちゃにならないで楽よ」といい，その場で引き出した寝衣を平らにし，古い寝衣全体を端から丁寧に丸めて患者役の学生の体の下に入れ込んだ。

　仁教員が古い寝衣を丸めて患者役の学生の体の下に丁寧に入れ込んだ後，「じゃあ，新しい寝衣の背縫いを合わせよう！」といい，新しい寝衣の背縫いを患者役の脊柱に合わせるようにして袖を通した。仁教員は続けて，「背縫いがずれないように（背縫いの部分を）支えながら脇を合わせるんだよ！ちょっとやってみて」といい，長谷川さんと場所を交代した。

　長谷川さんは，仁教員と同じように左手で背縫いの部分を寝衣の上から押さえ，右手で脇線が患者役の学生の脇にくるように合わせた。

　「（今までのところ）わかった？」と仁教員が長谷川さんに声をかけると，長谷川さんは「はい」と答え，腰紐を配置して，寝衣交換を続けた。

　仁教員がこの場面で乱雑に患者役の学生の体の下に入れ込まれた寝衣を引き出し，深いしわが数多く見られている寝衣を広げて長谷川さんにしばらく見せたことについて，インタビューでは以下のように答えた。

　　　「あっ，こんなくしゃくしゃだったんだ」ってわかってもらえばいいかなって。つまり，そのくしゃくしゃ加減を見せることが，その学生の次の動きのイメージ，あるいはどうしたらいいということにつながるっていうところをねらっている。そして，このくしゃくしゃを認

知したかなっていうのを確認したのかもしれないです。

　教員は，臥床患者の和式寝衣の寝衣交換で，患者の体の下に丸めて押し込まれた寝衣をあえて引っ張り出して見せることにより，脱いだ寝衣全体に深いしわがあり，乱雑に丸められていた状態を学生に見せ，印象づけていた。また，脱いだ寝衣を深いしわが数多くつくほどに乱雑に丸めるのではなく，均等に丸めた方が患者の体の下に寝衣を入れ込むときに楽に行えることを伝えた場面であった。

⑶　適切ではないことに学生の意識が向いて気づくように発問する

　学生の後藤さんのクラスでは，前の週も技術演習でオムツ交換を行っており，今回の技術演習は2度目のオムツ交換と初めての陰部洗浄であった。学生には自己学習を行うための教員作成の演習要項が授業初日に配布されており，各学生が技術演習当日までに技術演習で行う技術項目の演習のポイントとなるところを自己学習で事前に学んできている状態だった。

　後藤さんがオムツ交換を行うため，患者役の学生の寝衣を脱がせた。そして，患者役の学生に「少し足を広げていただきますね」といい，患者役の学生の足を広げて，ベッド上に作業がしやすい空間をつくってからオムツのテープを外し始めたところ，相澤教員は「何故その作業域なの？」と後藤さんに尋ねた。後藤さんは動きを止め，何のことをいわれているのかわからないといった様子で，その場で少し考えていた。しばらく動きを止めて考えた後，小さく「あっ……」といい，自分の背中側にあった使用物品をのせたワゴンを患者の足元側に移動させ，自分とワゴンの位置とが90度になるように，また，患者の頭側に配置したときよりも自分に近い位置にワゴンを配置し直した。

　ワゴンの配置について，相澤教員はインタビューの中で以下のように述べていた。

　作業を整えるときには，高さと，自分の最大作業域，肩関節を支点としたときに届く範囲のもとに，どこに何があったら最も自分が動きやすいかっていうのを考えさせる。そのときに，考えなければいけないのは，作業している最中に決して患者さんに背中を向けてはならない。特に（患者さんを）側臥位にしていたり，不安定さ，リスクのある場合には絶対に視野を180度，200度の一番端っこでもいいから患者さんの姿があるっていうので，整えるというのを指導している。

　看護師役の学生の作業域を考える上で，ワゴンの位置は作業域に影響を与えるものである。看護師役の学生は，ワゴンに使用物品を乗せたり，看護援助の実施においてワゴンの上で作業をしたり，ワゴンから物品を取るといった動きをするため，看護技術の実施中に患者に背を向けない位置に配置することが，患者の安全を守る上で重要である。その原則を踏まえた上で，看護師役の学生が一番動きやすいと感じる位置に自分で考えて配置することを理解しているかについて，教員が看護師役の学生に発問することで確認をしていたこと，また，発問をしながらも，暗にワゴンの位置が正しい位置に配置されていないことを学生に伝えていたことが感じられた場面であった。

　また，助言を受けた後藤さんは，ワゴンの位置について，その後のインタビューの中で以下のように話した。

　患者に背を向けてやらないようにという考えがあって，奥の方（患者の頭側のさらに奥）に（ワゴンを）置いて，患者の方を向くようにやった方がよいのかなって思ってやっていたんです。でも，相澤先生に「何故その作業域なの？」といわれて，デモンストレーションのときと（ワゴンの位置が）逆だったなって思い出して。相澤先生が演習要項を開いて，そこにもしっかり写真が載っていたので，見落としがあったなっ

て……。

　　看護師役の学生が配置したワゴンの位置について，教員が「何故その作業域なの？」と発問したことで，看護師役の学生は，ワゴンの位置が今に至るまでを振り返り，デモンストレーションとは違う位置にワゴンを配置したことに気がつくことを促していた。

5）学生の身体に直接触れて，適切な身体の位置へと誘う

　　教員が適切な動きをしていない学生の身体に直接触れて，適切な身体の位置へと誘うことで，学生が身体で感じをつかむことを支援したはたらきかけである。以下の2つの場面から具体的に説明する。

(1) 適切な手の位置まで学生の両手を引っ張り上げる

　　学生の山田さんのクラスは，今回の技術演習のテーマである『体位変換・安楽な体位への援助・移動』を行う上で，授業担当教員の仁教員から事前課題が出されていた。事前課題の中には，解剖学的に無理の無い体位・肢位を調べるというものがあり，山田さんは水平移動を行う際には①脊柱はまっすぐな状態を保持し，曲がったりねじれたりしないこと，②上半身と下半身の動く方向が一致していることの2点については事前に理解している状態であった。また，技術演習を行う前に，仁教員の講義の中で，体位変換に関するDVDを見ていた。このDVDは一部仁教員の自作であり，技術演習で行う内容に沿って仁教員が作成した演習ノートに合わせて作成されたものであるため，水平移動を行うときの看護師の全体の動きについては，DVDを通して事前に見ている状態であった。

　　山田さんが患者役の学生の腰部と大腿部の下に手を入れて，両足を前後に開き，下半身の水平移動をしたところを仁教員が見ていた。このとき，山田さんは両腕と両手の手掌全体を使って患者の側腹部や大腿部の側面を

保持することができておらず，患者役の学生の体の下に入れられた山田さんの両手が，指の第一関節が少し見える状態で支えているだけであり，しっかりと支えているとは言い難い状態だった。

このとき，仁教員は「もう少し手を出して」といっただけで，それ以外のことをあれやこれやと説明せず，山田さんの手に触れて上に引っ張り，患者を支えるのにちょうどよい位置に持っていった。つまり，手でどのように患者の大腿を支えるのか，そのためには患者の体の下に入れている手をどこまで出せばよいのかを言語的に詳しく説明することはせず，まずは学生の両手を引っ張り上げてちょうどよい位置に配置し，その感じをつかむことを誘った（図4-8）。

仁教員の山田さんへのはたらきかけの後，山田さんは実感した感覚を頼りに，患者役の学生の体の下に入れる両手が適切な位置に来ることを意識しながら水平移動を初めから行った。すると，山田さんの両手が患者役の学生の腰部と大腿部の側面を自身の手のひらや指全体でしっかりと支えて

図4-8　患者を支えるのにちょうどよい位置に学生の手を引っ張り上げる様子

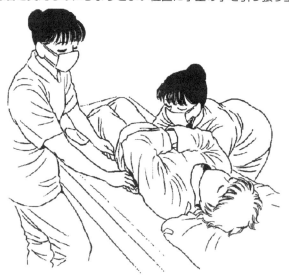

いたため，水平移動を行っている最中に手の支えが弱くなって患者役の学生の身体から離れてしまうということはなく，水平移動は山田さんによってスムーズに行われた。そしてその様子を見ていた仁教員は，「ほら，けっこう動くよね」と山田さんの手の位置が適切であったことが効果的な動きにつながったことを伝えていた。そしてこのとき，山田さんは患者を水平移動させたときのスムーズな動きを，自分の身体を使って経験していた。

　患者役の学生の体の下に入れられた山田さんの両手が，手のひらや指全体で腰部や大腿部をしっかりと支えているとは言い難い状態だったときの山田さんの様子について，仁教員はインタビューで以下のように話した。

　　　なかなかこっちのねらいのところまで（手を）出せないパターンが
　　多いですね。
　　　ここまでこうやって入れて，こんなふうにつかむんだっていうのは，
　　デモでわかる人もいるけど，大方，大体の学生は（手の入れ方が）浅い。

　臥床患者の水平移動を行う際，看護師役の学生の両手は，患者役の学生の腰部と大腿部の側面を自身の手のひらや指全体でしっかりと支えていることが必要であるが，多くの学生は患者役の学生の背部に配置した手の入れ方が浅く，患者役の学生の腰部と大腿部の側面をしっかりと支えることができていないことを述べていた。

　そして，手の出し方の方向については，以下のように述べていた。

　　　手の出し方の方向というか，ちゃんと包み込むというか。その（手
　　の出し方の）方向もすごい大事。ちょぽっと（手を）出すんじゃなくて，
　　ちゃんと広げてこういうふうにホールドするっていう方向というんで
　　すかね。もうちょっと（出して）って（口で）いって，それが足らな
　　いと，もっとここまで（手を出して）っていうのをわかってもらうた

めに，もうちょっと，もうちょっと，もうちょっとって（こちらで手を引っ張ることを）やったのかなって思いますね。

　患者役の学生の腰部と大腿部の側面を支える支え方について，教員が看護師役の学生の両手に直接触れて，患者役の学生の腰部と大腿部の側面を支えるときの感触を，看護師役の学生に確かめさせていた場面であった。

(2) 正しい足の向きを見せ，学生の身体に直接触れて適切な身体の向きに修正する

　学生の江原さんのクラスでは，前の週の技術演習で，患者がベッド上に臥床していない状態でのベッドのシーツ交換と，寝衣交換を行っていた。今回の技術演習のテーマは『臥床患者のシーツ＆寝衣交換』であり，臥床患者に対し，シーツ交換と寝衣交換が同じ時間の流れの中で行われていた。

　馬場教員は，実際にマットレスの下に自分の左手を肘関節まで入れ，右手で下シーツを引っ張りながらマットレスの下に下シーツを入れ込む動作を学生の江原さんに見せていた。見せた後，馬場教員は，「じゃあ，やってみて」と江原さんに声をかけた。

　馬場教員に声をかけられた江原さんは，自分の左手をマットレスの下に肘関節まで入れ，指を広げてマットレスを支えながら右手に持った下シーツをマットレスの下に入れ込んだ。このとき，江原さんの意識はマットレスを支える左手に集中しており，右手に持つ下シーツを十分に引っ張らないまま，下シーツでマットレスを覆っていた。

　その様子をじっと見ていた馬場教員は，「布はなるべく引っ張りながら入れるんだよ，しわができにくいようにね」といい，江原さんがマットレスの下に入れ込んだ下シーツを引き出し，「もう一度やってみて」とやり直すように声をかけた。

　江原さんは左手をマットレスの下に入れる際に肘関節までしっかりと入

れ，1本1本の指を広げて頭側のマットレスを左手で支えながら，右手に持つ下シーツを十分に引っ張りながらマットレスをシーツで覆い，マットレスの下に右手を入れ込んでいた。しかし，江原さんの前額面がベッドの側面に向き合う状態になっておらず，ウエストの部分がベッドの頭側の方向に向けられていた。つまり，頭と腰が同じ方向を向いていなかったため，ウエストがねじれた状態でマットレスを支えていた。また，江原さんの足は前後ではなく左右に開かれている状態だった。

　その様子をじっと見ていた馬場教員は，「体の向きはこうね」といい，自らの前額面をベッドの側面に向けて立ち，江原さんの体を両手で軽く支えて，同じ向きで立つように誘った。次に馬場教員は江原さんと同じ体の向きで江原さんの隣に立ち，「私の右足を見て」といいながら，マットレスに下シーツを入れるときの前後に開いた足の位置を実際に示し，江原さんの体に直接触れて江原さんの腰のねじれを直した（図4-9）。

　馬場教員がその場を離れた後，筆者はその場に留まり，患者役の学生の左側の下シーツを江原さんがどのように入れ込むのかを確認した。

　患者役の学生の左側の頭側のベッドの角をつくる際，江原さんは左手を肘関節まで入れ，指を広げてマットレスを支え，右手で下シーツを十分に引っ張りながらマットレスに入れ込み，マットレスの下に入れた手を出すまで下シーツを引っ張り続けていた。その際，体の向きはベッドの側面に向けられており，足も前後に広げて腰を落としながらマットレスの下にシーツを入れ込んでいった。そして，一つひとつの動作をゆっくりと丁寧に，確認しながら行っていた。

　馬場教員はその場を離れていたが，5メートル離れた別のところで江原さんの様子を見ていた。

　江原さんの隣に立って自らの足の位置や開き具合を見せ，江原さんの体に直接触れて腰の向きを直したことについて，馬場教員はインタビューの中で以下のように語った。

図4-9　身体に直接触れて腰の向きを直す様子

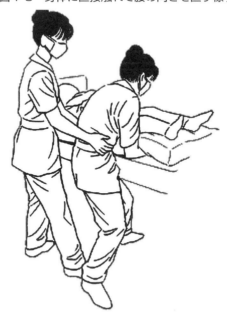

　ベッドメーキングで私達が授業を組み立てるときにそこで学んでほしいスキルというのはやっぱり体の使い方。体の使い方のところは，私の足を見てほしいというところと，手の動きは見せたので，今度は足に注目してね，実際にやってね，というところをいつも思っています。

　ベッドメーキングでの看護師役の学生の体の使い方について，教員は学んでほしいスキルであると捉えていた。看護師役の学生の学びを促すため，看護師役の学生の腰に直接触れて腰の向きを直すことによって，身体感覚を促していた。
　一方，江原さんは，馬場教員が足の開き具合を見せて示し，江原さんの身体に直接触れて足の向きに伴い腰の向きを直した後，すぐに，馬場教員

から指導されたことを実際に行ったことについて，インタビューの中で以下のように述べた。

　　　　こっち（馬場教員に指導された体の向きや足の開き具合）のほうが（体が）楽だなって思いました。楽だなっていうのと，シーツがしっかり中に入れることができるなって思いました。（教えてもらう前は）腰とか肩とかやっぱりちょっと痛かったりしたので，体の使い方が自分に負担にならないなって思いました。

　教員が，看護師役の学生の身体に直接触れて腰の向きを直したことによって，看護師役の学生は教員の指導を受ける前と受けた後を比較し，教員からの指導を受けた後の方が自身の身体が楽であることに気づいた場面であった。

6）学生がイメージしやすい方法を用いて説明する

　教員が学生の身近にある物を使って普段は見えない手の動きを示したり，日ごろあまり触れることのない和式寝衣のたたみ方をイメージするように伝えることで，学生が感じをつかむことを支援したはたらきかけである。以下の2つの場面から具体的に説明する。

⑴ ファイルを使って普段は死角となって見えない手の広げ方を見せる

　　前述の江原さんの患者役の学生の右側の足元の下シーツの入れ方を見ていた馬場教員は，自らの左手を広げ，その上にオーバーテーブルに置かれていた江原さんのファイルを置き，「左手はこんな感じだよ。ファイルを取るとよくわかるから見てごらん？」といい，左手にのせていたファイルをはずしてマットレスの下に入っている手の指の広げ方を見せていた。江原さんも先生の手の指の広げ方を見て同じように自分の左手を広げた。江

原さんが自分の左手を広げて確認する様子を見た馬場教員は，再び広げた手のひらにファイルをのせて「この感じね」と念を押すように江原さんの目を見て伝えた。

　馬場教員が江原さんに指摘した内容は，マットレスの下にある江原さんの手の置き方であった。ファイルをマットレスに見立て，最後にファイルをはずしてマットレスの下にある手の広げ方を見せることにより，マットレスの下にあり普段は死角となって見えない手がどのようになっているのかを直接見せて，マットレスで見えない状況であっても江原さんが手の広げ方や位置がイメージしやすいようにしていた。

　馬場教員が江原さんに広げている手を見せてわかりやすく示したため，江原さんは馬場教員が何もいわなくても自然に自ら手を広げ，手を広げた感じをつかもうとするのと同時に，マットレスの下の自分の手がどのようになっているのかが理解できたことを馬場教員にうなずいて示していた。

　再び広げた手のひらにファイルをのせて「この感じね」と念を押すように江原さんの目を見ていった後，馬場教員は，今度は実際にマットレスの下に自分の左手を肘関節まで入れ，右手で下シーツを引っ張りながらマットレスの下に下シーツを入れ込む動作を江原さんに見せていた。そして見せた後，馬場教員は，「じゃあ，やってみて」と江原さんに声をかけた。

　馬場教員に声をかけられた江原さんは，自分の左手をマットレスの下に肘関節まで入れ，指を広げてマットレスを支えながら右手に持った下シーツをマットレスの下に入れ込んだ。このとき，江原さんの意識はマットレスを支える左手に集中しており，右手に持つ下シーツを十分に引っ張らずに，下シーツでマットレスを覆っていた。

　その様子をじっと見ていた馬場教員は，「布はなるべく引っ張りながら入れるんだよ。しわができにくいようにね」といい，江原さんがマットレスの下に入れ込んだ下シーツを引き出し，「もう一度やってみて」と声をかけた。

　江原さんはもう一度下シーツでマットレスを覆うことを行ったときに，左手をマットレスの下に入れる際に肘関節までしっかりと入れ，１本１本の指を広げてマットレスを支えながら，右手に持つ下シーツを十分に引っ張りながらマットレスを下シーツで覆い，マットレスの下に右手を入れ込んでいた。

　インタビューでは，自分の指を広げてその上にファイルを置き，ファイルをはずしたことについて，馬場教員は以下のように述べた。

　　　ファイルで見せてというのは，私の手がどういう風になっているのかというところと，それが肘関節まで入って，手が広がって，……マットレスの下から最初に見なさいでは見にくいだろうということで，ファイルを使ってそのおおまかなイメージ化をはかったつもりです。初学者ですので，やはりまず手のところ，小手先といいますか，手のところからまずは見てもらって……。

　ベッドメーキングで，患者役の学生の足元の下シーツを看護師役の学生の右手を使って入れ込む際の左手の使い方については，普段は死角となって見えない箇所であるため，教員がファイルをマットレスに見立て，自らの左手はマットレスを支えるように広げてその上にファイルを置き，ファイルをはずすとマットレスを支える左手がどのようになっているのかが見えるという工夫をすることで，看護師役の学生のイメージを促していた場面であった。

　また，江原さんにやってみるように声をかけた理由については，馬場教員は以下のように語った。

　　　できるかどうか（学生が）見ただけではやれる気になってしまいますので，実際にできるのかどうかっていうところをやってもらって，

確認をするっていうことを心がけています。

教員が学生に指導したことを理解し，学んだことを実践できるのかを確認するために，教員からの指導の後，看護師役の学生の動きを確認していることを述べていた。

(2) 和式寝衣のたたみ方を馴染みのある折り紙に例える

和式寝衣の構造については，講義の中で1枚の反物から作られており，各部位に名前があることや，たたむときにどことどこを合わせるかを意識して畳むことで1枚の反物のようにたためる構造になっていることを授業担当教員が図で示し，説明を加えていた。

技術演習全体の時間を管理している教員から，「3人目に入ります」との声がかかった。仁教員が担当する4グループでは役割交代をし，学生の深谷さんが看護師役の学生となっていた。

深谷さんはちょうど患者役の学生の古い寝衣の右手側をはずして患者の体の下に丸めて入れたところであり，患者役の学生は仰臥位で，右手は交差腕組みの状態であった。深谷さんは手が止まり，これからどうしようかと考えていた。次の行程は，患者を右側臥位にし，左袖から寝衣をはずした後，はずした寝衣を重ねて頭側から足側の方向に向かって丸めながらたたんでいく動作である。

仁教員は，「折り紙だからね。古いもの（寝衣）の折り目と折り目を合わせてまっすぐにしてから内側に丸めていってね」と声をかけた。仁教員から「折り紙」の言葉を聞いた深谷さんは，ぱっと目を見開いて笑顔になり，「そうか！」と小さくつぶやいた。そして，止めていた両手を再び動かし，スムーズに迷うことなく患者役の学生を左側臥位にした後，引き出した古い寝衣の内側が外側にならないように袖の折り目と折り目，角と角を合わせて2枚の袖を手際よく1つに重ねに合わせて平らにし，頭側から

足側に向かって丁寧に丸め始めた。

　「折り紙」に例えて深谷さんに説明した理由について，仁教員はインタビューの中で以下のように述べた。

　　　この四角いものを四角くたたむとか，縫い目を合わせていくとちゃんと元の形にきちっと収まるとかいうのをきちっと強調するのに，折り紙っていっているんだと思うんですね。きちっと合わせるものは合わせる，たたむものはきちっとたたむっていうのは，幼いころから折り紙でやっているので。反物はそういう（折り紙のような）つくりなんだから，やろうと思えばちゃんとできるのよって。

　仁教員から「折り紙」と言葉が発せられたことで深谷さんの表情が変わった様子が見られた。そして，仁教員が和式寝衣を折り紙と表現することで，深谷さんは和式寝衣の端と端，角と角を合わせて平らにしていた。また，和式寝衣が平らになったことで丸めやすい状態に整えることができていた。
　この場面は，学生にとって普段は馴染みのない和式寝衣であっても，学生が幼い頃に慣れ親しんだ折り紙に例えて教員が和式寝衣のたたみ方を説明することで，学生のイメージが促された場面であった。

第5章　教授者の初学者へのはたらきかけの意味

　本研究では，看護系大学の基礎看護学領域に所属する教員が，看護技術演習において，初学者である学生に対し，その特徴をふまえ，「教員自身が捉えている感覚をありのままに学生に表現する」「教員自身の身体の動きを見せて動きのイメージを伝える」「その場に同調しやすい雰囲気を作り，学生と感覚を共有する」「学生が描くイメージと実際の動きとのずれに気がつくように示す」「学生の身体に直接触れて適切な身体の位置へと誘う」「学生がイメージしやすい方法を用いて説明する」のはたらきかけを明らかにした。

　ここでは，1．教授者の身体感覚を学生と共有する意味，2．学生のイメージを実践につなぐ，3．教授者が自ら学生に歩み寄る，について述べる。

第1節　教授者の身体感覚を学生と共有する意味

1．比喩的な感覚表現を用いて伝える

　援助技術項目の順序性や講義と技術演習の割合，技術演習の構成をどのようにするのかについては，学習対象者である学生のレディネスを踏まえ，そのつど担当する教員間で検討がなされているといっても過言ではない。このような技術演習の教授方法の一つとして，学生がこれから学ぼうとしている実技のデモンストレーションを教員が行い，デモンストレーションを見た後，学生は実際に自分の身体を動かしながら実技を学ぶ方法がとられることがある。その場合，看護学実習室のベッド1つに学生が2〜4人程度配置され，教員はいくつかのベッドを受け持ち，実技の指導を行うことが多い。1つのベッドに2〜4人程度配置された学生は，患者役—看護師役のどちらも経験し，援助する側だけでなく，援助される側を体験することにより，実施者，援助対象者の双方に

適した援助技術を修得することが到達目標に含まれている。このときの教員の役割は，技術演習中に学生の状況を細やかに観察し，学生が遭遇した多様な問題を発見し，改善方法を示したり，生じた問題の解決に向け速やかに対処することにある（舟島，2013，p.133）。

技術演習の時間内では，教員が行う看護技術を見て学生はそれを模倣して学ぶことも多いが，教員のデモンストレーションは，看護の初学者である学生に対する学習効果を意図して，その看護技術の要点である「コツ」や「押さえ」を，あえて強調して指し示したり，説明をしたりする。

学生の田沢さんの例では，技術演習の主題は『膝の曲がらない患者を右側臥位にする』であり，教員によるデモンストレーションを見学した。教員によるデモンストレーションを注意深く見ていた田沢さんであったが，いざ自分がベッドに臥床している患者役の学生を右側臥位にしようとしたときには，自分の右手をどのように使うのかがわからず，何度も患者役の学生の膝の間に右手を入れ直していた。田沢さんにとって教員のデモンストレーションでの動きは，1つの「あるべき姿」であり，自分も同じように行いたいと目指す姿である。

このとき仁教員が発した「押し付ける感じ」は，デモンストレーションでは使われていない言葉である。つまり，仁教員自身が自らの身体で捉えているものであり，仁教員の感じ方を自身の言葉で田沢さんに伝えているのである。このような表現は，技を伝承する世界において，「わざ言語」と呼ばれている。わざ言語は，「①比喩的な感覚の表現を通して行為の発言を促す役割，②ある種の身体感覚をもつように促す役割，③教える者が学ぶ者に対してAchievement（到達状態）を突きつける役割の3つの役割をもつ言語」である（生田，2017，p.417）。また，わざ言語は，教授プロセスの中で「教える者」の身体に生じている感覚のありのままに表現することによって「学ぶ者」の身体の中にそれと同じ感覚を生じさせることを目的とした言語である（前川，2017，p.425）。

このわざ言語は，ベッド上端坐位の患者役の学生を学生の三田さんが全介助で車椅子に移乗するのを援助する場面においても，仁教員から発せられている。

三田さんが患者役の学生を立ち上がらせるために向かい合って構えを作ったときに，仁教員は「患者さんの体重をもらってね」と三田さんに声をかけている。「（患者さんと）重心を一致させてね」でもなく，「（患者さんの）重心と体重を自分に傾かせてね」でもなくである。この言語は，学生が自らの感覚に意識を向け，教員の感覚を探り当てていくような，学生の積極的な参加を促す流れを生じさせている。

　インタビューの中で仁教員は，自分がベッドから車いすに患者を移動させる際，自分の感触として「（患者さんの）体重が来たぞという感触があり，（患者さんの体重をもらって）一体になる感じにする……」と述べている。前川（2017）によれば，「教員は自身の身体感覚を学習者である学生に対してありのままに表現し，一方の学生は，そうした表現に触れることにより，指導者の身体感覚を獲得するための推論活動へと誘われていく」（p.425）としている。特に初学者である学生は，ベッド上端座位の患者を車椅子に移乗させるときにどのような感覚が生じるのかについて，比較する経験が乏しい中で自分の言葉で説明するのはかなり難しいことである。教員が自らの感覚を自分の言葉で自然に発した「体重をもらう」の言葉を頼りに，学生は自分の身体に教員の感覚と同じ感覚を生じさせようとする実践への積極的な参加を通して，その経験を重ねる中で，次第に学生自身が「体重をもらう」という身体の感覚を得て，その感覚を自らに落とし込んでいくことが予測される。実際，三田さんはこのときのことを筆者とのインタビューの中で，「体でわかった」と述べていることから，相手の「体重をもらう」を拠り所とし，自らに生じた身体感覚に気づき，仁教員のいう，「患者さんの体重が来た」という感覚と，「患者さんと重心を一致させた」という感覚を掴んでいったといえる。したがって，学生は教員の感覚を自らの身体に生じさせようとする積極的な推論を通して，相手の状態に合わせた看護技術の実践を自らの感覚を通して学んでいったと考える。

　しかし，柴田・遠山（2003）は，わざ言語が用いられる状況について，クラシック・バレエの稽古場を例にとり，「学習者の身体に埋め込まれた技能や微

妙な身体感覚を伝達するときにもちいられる特殊な比喩表現がわざ言語の特徴であり，その世界に通じていない者が受け取ろうとしても，その効果はあまり期待できない。したがって，わざ言語を理解するためには，学習者側にその世界での経験知が不可欠であり，指導者の身体感覚に限りなく近いイメージを喚起できることが必須の要件となってくる。」（p.84）と述べている。また「学習者にとって，指導者の発するわざ言語という直感的な言語に対応するためには，自らの経験知をくまなく検索して事にあたる必要性が生じる。」（p.86）とも述べている。

　初学者の看護技術演習の場では，教員の発した比喩的なあるいはイメージを喚起させる言語は，看護を学び始めて間もない学生に向けて発せられているため，クラシック・バレエの稽古場の例とは違いがあるといえる。この違いを考えるとき，看護技術が人を対象に行われることに着目したい。

　「体重をもらう」という感覚を学生がそのときどう感じるのかについては，学生に体重を預ける患者によっても学生の感じ方が変わっていくものである。そのとき行われる看護技術は，いつも同じように，変わらずに行われるということはなく，そのときその場で，患者に合わせて行われる。それは，患者―看護師関係の相互作用によって，まさにそのときその場で患者の状態を加味した上で看護技術が創り出されているといっていい。看護師は対象を五感で感じ取り，対象により適した看護技術をその都度創り出しているが，それも看護師側からの一方的なはたらきかけだけではなく，患者との相互作用の中で行われるものである。そしてこのことは，看護を学び始めたばかりの看護学生であっても，看護技術演習の場で，早い段階で感じ，学び始めている。技術演習における学生同士のロールプレイングでは，学生が看護師の役割や患者の役割になることで互いにかかわり，身体感覚を通してお互いの存在や特徴を感じとっていく。その際，教える者が身体に生じている感覚をありのままに表現し，その表現に学ぶ者は，自らの感覚を教える者の表現になぞらえながら，神経を研ぎ澄ませ，やがて，わが身に生じる感覚を頼りに，他者へのかかわりを通して自ら

が看護技術を創り出す感覚を感じ取っていくのではないかと思われる。

　この技術演習という限られた時間の中で，学生は初学者といえども自らの身体感覚を通してお互いの存在や特徴を感じとっていきながら，小さい到達状態（Achievement）の学びを修得していくのではないだろうか。その教授プロセスにおいて，教員が「体重をもらって」と比喩的な，あるいはイメージを喚起させる言語を使って表現することで，教員は自身の身体感覚を学習者に対して表現し，一方の学習者はそうした表現に触れることにより，指導者の身体感覚を理解するために推論することに主体的に参加していくと思われる。この学ぶ者（初学者）が自身の積極的な推論によって捉えた感覚こそが，感じをつかんでいく道しるべとなり，この感覚を頼りに，相手にかかわる加減を身体と心でわかっていきながら，相手の状態に合わせた看護技術の実践へとつながっていくものと考える。

2．教授者自身の身体を用いて表現する

　技術演習で教員が学生に教えるとき，教員は，イメージさせるための言葉かけとともに，身振り手振りで自らの身体を通して学生に伝えていた。

　学生の土井さんの例では，技術演習のテーマが『臥床患者のシーツ交換＆寝衣交換』であり，臥床患者に対し，シーツ交換と寝衣交換が同時に行われていた。土井さんはマットレス側面の下シーツをできるだけ引っ張り上げてベッド上に乗せ，マットレスの上に乗せていない下シーツをマットレスの下に入れ込もうとしていた。しかし，患者役の学生の頭側のシーツは10cmほどしかマットレスの下に入っておらず，少しでも引っ張ると今にも抜けてしまいそうな状況であった。この様子を見ていた久米教員はパントマイムでも見せるかのように，母指と示指で下シーツを持ち上げて，マットレスの上に乗せるかのような動作をして見せた。この久米教員の流れるような滑らかな一連の動きは，「軽く」や「すっと」の部分を久米教員自身の手の動きで表現していたことに他ならない。また，この場面では，動きの身体感覚を促す「軽く」や「すっと」の言葉

96

かけが，久米教員の滑らかな動きとともになされていることにも着目したい。この「軽く」や「すっと」の感じを演出する久米教員の手の動きを注意深く見ていた土井さんは，この後すぐに，マットレスの側面に垂れている下シーツの端を，久米教員の動きを意識して模倣するように母指と示指で「軽く」つまみ，「すっと」持ち上げてマットレスの上に慎重に置いていた。

　さらに，この場面では，久米教員の「軽く」や「すっと」を自ら身体の動きで表現する，学生の視線をくぎ付けにするような，感動を覚えるような動きによって，見せる空間や雰囲気を作り出していた。この教員の，一瞬であるがパントマイムのような動きは，下シーツを使用しない動きであっても，いや，むしろ，下シーツを使用しないシンプルな，見ている者の視線が行き届きやすい空間の中で行われたからこそ，教員の手の動きそのものに学生の視線が集中し，その滑らかでわかりやすい動きに学生が引き込まれてしまう効果を生じさせていた。つまり，このような教員による提示は，教員の動きを学生が思わず模倣したいという衝動を覚えさせていたと思われる。また，2回目は下シーツを実際に使用して同じ動きをしたことから，「軽く」や「すっと」を表す手の動きのイメージが，実践につながりやすかったのではないかと思われる。

　このように，教員が自身の身体を用いてわざを示していく方法を用いることについて，前川（2014）が，「いかに詳細に分析された看護援助の解説よりも，学生自身がその実際を見て，感じることが看護の学びへと向かわせる」（p.161）と述べているように，教員の見せ方に伴って生じる雰囲気は，教員と学生の感覚の共有を促す重要なはたらきかけであると考える。

第2節　学生のイメージを実践につなぐ

1．学生の感覚と動きを結びつける

　技術演習の当日を迎えるにあたり，前の週までに技術演習で行う援助技術を講義で学び，その翌週に実技を行うというように，「基礎看護技術」の授業が

構成されている例は少なくない。

　学生の小川さんの例では，技術演習のテーマである，『臥床した状態から端座位になる』の学生によるグループメンバーへのプレゼンテーションにおいて，小川さんは患者を仰臥位から長座位にし，長座位から端座位にするという段階を踏んだ流れを行っていなかった。つまり，患者役の学生を仰臥位から長座位になるように起き上がらせるだけでなく，起き上がらせるのと同時に患者役の学生の両足をベッドサイドに下ろそうとしていた。そのため，小川さんは患者役の学生を起き上がらせるという動作とベッドサイドに両足を下すという別の動作を同時に行うことになり，当然のように体のバランスを崩しながら，力任せに行う様子が見られていた。

　両本教員は，これまでの技術演習において，小川さんが上手くできたかどうかの選別が出来ない学生であることや，以前の技術演習で上手くできなかった動きを見せた後，動きが変わって改善されたことを思い出し，今回の技術演習でも，視覚の方がイメージが出来ると考えた。また，両本教員自身が，左手は患者役の学生の肩を支え，右手は膝下に配置してベッドの下に両足を下ろそうとするバランスを崩した動きをすることが小川さんの頭に残ると判断し，小川さんの体全体がどのような動きであったのか，右手と左手の役割が違うことによるバランスの大きく崩れた動きをその場で行って見せた。また，大きくバランスを崩す原因になっている右手の動きについては，小川さんの動きを見せた後，小川さん自身に何の改善から考え始めればよいかについて，ヒントを与えて考えさせていた。

　初学者である看護学生の技術修得過程において，『臥床した状態から端座位になる』は，患者役の学生に触れつつ，感覚と運動が結びつかないと修得できない技術であることが推察できる。つまり，初学者である学生は，看護技術の正確なイメージを持たないため，自分で描いた動きの正確なイメージと，実際の動きとのずれがわからないことが予測される。『わざ』の修得を志す初級者に見られる基本的な問題点は，気付いていないことに起因するゆがみとずれと，

気を取られ過ぎていることによるこわばりの二点であるが，この無意識的なずれを矯正するためには，注意すべき難点を指摘し，〈気づき〉への誘導を心掛けることが必須の要件になる（柴田・遠山，2003，p.83）。

　小川さんの場合，小川さん自身がどのような動きをしたのかに全く気づいていないことを教員が捉え，小川さん自身のバランスを大きく崩した動きを行って見せるというフィードバックを行った。教員は，上手くできたかどうかの選別ができないこれまでの小川さんの傾向や様子から，正確さを欠く小川さんの動きをその場で行って見せる方法を選択したのである。また，小川さんが自らの動きを見て改善させていくにあたり，小川さんの右手の使い方に対する両本教員からの言葉によるフィードバックもあった。仰臥位の患者を起き上がらせるのと，患者の両足をベッドサイドに下ろすことを同時に行う動きがなされることによる，バランスの悪い動きは，当然右手の動きだけを指すのではない。左手は患者の両肩，右手は患者の両膝の下に同時に配置されている状況では，左手の差し込みが患者の後頸部をしっかりと支えるように位置しているとは言い難く，左手と右手が全く違う動きをすることから，体が開いてバランスを崩しているため，指摘すべき点が他にも存在している状況である。

　運動を行っている人に修正を与える教員の声などの外在的フィードバックでは，どのエラーが最も基本的なものであるかを決定し，それについてのフィードバックのみを与えることが効果的であるとされている（Schmidt，1991/2006，p.246）。まさに教員は言葉によって小川さんのバランスの悪い動きの最たる原因である右手の動きについてフィードバックを行っている。看護技術修得の初期段階にある学生が複数のポイントを同時に意識し行動に移すことは困難を要することが予測されるため，まずは右手の動きがマスターされてから次の最も重要な特徴についてのフィードバックを与えることが望ましいといえる。情報を与えすぎないことにより，学習者である学生は指摘された内容に集中でき，次に行うときには意識化して行うことにつながりやすい。現に，小川さんは両本教員からの指摘を受けて，どうしたらあのような動きにならないのかを自分

なりに考えたことを述べていた。教員からのフィードバックの後に行った『臥床した状態から端座位になる』の技術演習はずっとスムーズに行うことができていたいことから，自らの身体の動きを理解し，自分で描いた動きの正確なイメージと，実際の動きとにずれがないように，動く感じをつかみ始めたといえる。

2．学生の身体感覚に直接はたらきかける

患者の水平移動を行う際には，看護師は患者の背部を支えるために両手を肩幅に開き，患者の体の下に両手を入れ，その体をしっかりと支え，両足を前後に開くといった構えをとる。これらの看護師の動きのポイントは筆者による参与観察においても，教員によるデモンストレーションの場面でしっかりと説明がなされていたが，看護師役の学生は，一つの動作の中でいくつも意識しなければならないことがあるため，特に初学者は身体の使い方そのものが抽象的で理解しづらいことが予測される。また，初学者は，看護基本技術の修得初期段階において，複数のポイントを同時に意識し行動することの困難さを実感している。そこで，自己評価を学生の認識だけに委ねるのではなく，指導者が早期から学生の評価を行う意識をもって学生にかかわることが重要であるとする研究結果も見られている（津田・山岸，2014，pp.6-7）。同時にいくつもの動きを意識するためには，初期の段階から学生が自己の個別の認識や行動の特徴やボディメカニクスを活用できないために生じる身体の歪みを自覚できるようにすることが必要であり，指導者である教員の役割は大きいといえる。

学生の山田さんの例では，患者を水平移動させる際，患者の体の下で両手をどのように配置して患者を支える必要があるのかを実感を伴って知ることができるように，患者の体の下に配置していた山田さんの両手を，仁教員がその場で引っ張り上げた。教員は，手の入れ方が浅かった山田さんの両手を，適切な位置に配置し，教員の身体で覚えさせる対応をしていた。

また，ベッドメーキングの場面では，マットレスを持ち上げて下シーツをマッ

トレスの下に入れ込む際の，看護師の両足の開き具合や体の向きといったいくつかの課題が同時に発生する状況が起きやすい。そのため，行為の目的や意味，ポイントが行為全体の中の一部としてしか認識されず，体の動きの意味づけがひとつひとつの部分に留まり，流れるような動き全体の中で，自分の身体がどのように動いているのかについて当の本人がわかっていないことが少なくない。学生の江原さんの例では，技術演習のテーマが『臥床患者のシーツ＆寝衣交換』であり，馬場教員は看護師が下シーツをマットレスに入れ込むときの両足の開き具合とそのときの身体の向きを江原さんに視覚的に見せ，江原さんの身体に直接触れて身体の向きを修正するというはたらきかけを行っていた。この，自己の認識と実際の行動とを一致させる初学者への教員のはたらきかけは，自己の認識の曖昧さや意識しても行動に移すことの難しさ，さらに，行動の不具合さを気づかせ，看護技術が身についていないことを自覚させることにつながった（津田・山岸，2014，p.6）といえる。そしてこのような体験そのものが，学生が看護技術の目的や意味，行為のポイントについて，単に知識としてだけでなく，実感を伴いながら意識的に動きを身につけていくことの重要性に気づくきっかけになっていくと考える。

3．学生のイメージを強化する

　技術演習でベッドメーキングの指導を行う際，下シーツをマットレスに敷く場面では，下シーツを扱う看護師役の学生の手がマットレスの下に入ってしまうため，下シーツの下にある手がどのようになっているのかについては，視覚的に捉えにくい状況が存在する。

　学生の江原さんの場合，『臥床患者のシーツ＆寝衣交換』の技術演習のポイントとなるところを事前に自己学習で学んできており，今回の技術演習の前の週も同じテーマで技術演習を行っていた。そのため，当日は教員のデモンストレーションはなく，すぐに学生による実技が開始された。江原さんの動きを見ていた馬場教員は，初学者にはまずは手の動きから見せ，大まかなイメージ化

をはかりたいという思いから，自らの左手の上にファイルを置き，ファイルをマットレスに見立てて，ファイルを外して左手の広げ方を見せることによってマットレスの下にある手がどのようになっているのかを，直接江原さんに見せていた。つまり，ベッドメーキングでマットレスの下になって普段は死角となって見えない看護師の手の広げ方や手の位置を，江原さんがイメージしやすいようにファイルをマットレスに見立てて説明していた。

　初学者は観察する力がまだ十分ではないため，前の週に同じ技術演習を行ったとしても，何ができていて何ができていないのかを自ら判断するのは難しく，看護技術の正確なイメージを持つことに時間がかかる（増田・吉岡・土屋他，2014，pp.37-46）。そのため，教員から初学者である学生がイメージしにくいと思われる動きをイメージしやすいものを用いて視覚的に示すことで，学生の視覚と動きが結び付き，そのことで学生は自分で描いた身体の動きの正確なイメージと，実際の動きのずれを認識できるようになり，学生が自ら身体感覚として読み取っていくことにつなげていると思われる。

　また，学生の深谷さんの例では，深谷さんは仰臥位になっている患者役の学生の古い寝衣の右手の袖を脱がせていたが，途中で手が止まり，これからどうしようと考えていた。その様子を見ていた仁教員が，「折り紙だからね。古いもの（寝衣）の折り目と折り目を合わせてまっすぐにしてから内側に丸めていってね」と声をかけると，深谷さんは，ぱっと目を見開いて笑顔になり，「そうか……」と小さくつぶやいて止めていた手を再び動かし，脱がせた寝衣の内側が外側に広がらないように，袖の折り目と折り目，角と角を合わせて平らにして，患者役の学生の体に向かって丁寧に丸め始める様子が見られた。

　和式寝衣は構造上，四角い布を縫い合わせて1枚の衣服を形作っていることについては，既に講義で学習していた深谷さんであるが，角と角，線と線を合わせるもので学生にとってイメージがつきやすいものの1つに，幼いころに慣れ親しんだ折り紙があることは想像に難くない。折り紙は角と角，線と線を合わせることにより，形をゆがめることなく美しく折ることができる。四角い布

102

でできている和式寝衣をこの折り紙に見立てることで，和式寝衣のどことどこ
を合わせればよいのかについて，初学者はイメージがしやすくなると思われる。
現に深谷さんも動きに迷いがなくなり，和式寝衣の折り目と折り目，角と角を
合わせて平らにしたことで，寝衣を丸めやすい状況に整えることができている。
このような場面においても，初学者は看護技術の正確なイメージを持ちにくい
（増田・吉岡・土屋他，2014, pp.37-46）ことから，教員が学生に馴染みのある，
イメージのしやすい別の教材を例に出すことは，善し悪しの基準のあいまいさ
を払拭させ，和式寝衣を無駄なく美しくたたむという正確なイメージを初学者
である学生に的確に伝え，教員の指導と学生のイメージにずれが生じることを
無くす効果があるといえる。

第3節　教授者が自ら学生に歩み寄る

1．その場に同調しやすい雰囲気をつくりだす

　技術演習の中で教員が学生が行っている看護援助の場に参加して，看護援助
を教員と学生がともに行うリズムと雰囲気を教員が作っていく様子が見られた。
　学生の木村さんの例では，技術演習のテーマが『持続点滴をしている臥床患
者のシーツ交換・寝衣交換』であり，木村さんは，「肩を出して」「肘を抜いて」
と寝衣交換のひとつひとつの動作を声に出しながら行っていた。両本教員は，
動きはスムーズに行えていたものの，やや迷いを感じさせる表情の木村さんを
注意深く見ていた。両本教員は，木村さんが患者役の学生の襟を開いて肩の部
分を引っ張ろうとしたときに，ゆっくりと「肩のところを引っ張って」といい
ながら，木村さんの目を見た。木村さんは両本教員の声かけに続いて「肩の部
分を引っ張って」といいながら，寝衣を引っ張って寝衣にゆとりを持たせるよ
うにした。そして今度は，両本教員がゆっくりと「肩を出して」というのと同
時に木村さんも「肩を出して」といいながら肩を出し，次も両本教員が「肘を
出して」というのと同時に木村さんも「肘を出して」といいながら，患者役の

学生の肘を脱がせた。

　このときのことについて両本教員は，合図を送りながらやれば一緒にできると判断し，間合いを学生に合わせていたと述べている。また，木村さんと両本教員が同じタイミングで同じ言葉を発しながら木村さんが援助行為を行ったことについては，木村さんの目を見て自分と同じ動きをすることを促したことや，木村さんが肩から寝衣を脱がせて次の動きに移行したときに，木村さんが声を出すタイミングに合わせて声を出すようなはたらきかけをしたことを述べている。つまり，相手のペースに寄り添うことから始めて，徐々に教員と学生の感覚を同調させていく過程を経ているのである。特に着目したいのは，同じ刺激や情報があることを前提としながら何かをもって感覚を共有するにあたり，環境と切り離して考えることはできない（原田，2014，p.176）点にある。つまり，感覚を共有する場があってこそ，言語だけでは伝えることのできないリズムやタイミング，雰囲気を，教員は状況依存的に示し，感覚の共有へ（原田，2014，p.172）と誘うことができるといえる。このとき，両本教員は，どういう姿勢で場に入っていけばよいのか，どのような調子で活動に加わっていけばよいのかを判断し，教員個人の「私」から教員と学生の「私たち」になるリズムを作り出している。原田（2014）が，「このリズムにのっているとき，私たちはもはや動きをしているのではなく，一つの統一された有様に，自分の姿勢や構えを同化させている」（p.173）と述べているように，教員と学生はこの場を通して同じ感覚を経験しているといえる。そして，教員が学生に寄り添うことで学生とリズムを同調させることを可能にし，まさに「感覚を共有する」や「共に感じる」ことを通して，学生自身がおぼつかないながらも感じている感覚を捉え直すという学びに結びついたといえる。

　実際，木村さんは，「あいまいなことが先生と一緒に確認することではっきりし，自信を持つことができた」と述べていることから，教員と学生という個々の「私」を超えて，「私たち」になっていくことによって，教員と学生が同じ時と場所でともに同じ感覚を共有することが促され，木村さんがあいまいだと

感じていたことが払拭されると同時に，自信を持って行う段階に進むことができたのではないかと考える。従って，教員が学生を注意深く観察しながら学生がその場に同調しやすい雰囲気を教員が作り出すことによって，教員は言語だけでは伝えることのできないリズムやタイミングを状況依存的に示し，感覚の共有へと学生を誘うことができたと考える。また，教員と学生が同じ場を通して同じ感覚を経験し，教員と学生がその場のリズムを同調させて身体感覚をともにすることによって，学生は自らのおぼつかない感覚について，自信をもって捉え直していくことができると考える。

２．その時その場で学生が最も理解し，実践につながる方法を判断する

　学生の小川さんがベッドに臥床している患者役の学生を仰臥位から長座位，長座位から端座位の２段階に分けて起こす援助を行う際，患者役をベッドから起き上がらせるのと，両足をベッドサイドに垂らすのとが同時に行われ，バランスを欠く動きをしていた。両本教員はこれまでの小川さんの技術演習の様子から，小川さんが上手くいったことを識別するという方法よりも，上手くできなかったところを伝えた方が小川さんの理解につながると判断し，本人がとったアンバランスな動きを，その場で小川さんの実際の動きよりもやや大きな動きで行って見せた。この場面で着目したいのは，教員が小川さんのこれまでの理解や経験から，どのような方法が小川さんの理解を最も促すのかを判断している点にある。Benner, P., et al., (2010/2011, pp.36-37) は，専門職実践の学習の中心的なものとして包括式徒弟式学習を挙げている。これは伝統的な学習方法における徒弟制モデルを指すのではなく，どのような専門職の場合にも必要とされる広範囲な統合的学習であるとしている。その中には，教員が有能で熟練されたパフォーマンスの主な側面を具体的に例示し，明確に表現し，可視化し到達できるようにすることや，学生が自分の実践を振り返り，自分自身で実践を改善できるようにするよう支援することが含まれる。小川さんの場合，教員が適切な方法を例示するよりも，小川さんのこれまでの理解や経験，また，

目の前の小川さんの様子をよく観察した結果から，上手くいかなかった動きを例示した方が小川さんの理解につながることを判断し，実践しているわけであるが，これまでの技術演習での小川さんとのやりとりの中で，小川さんを理解した結果が今回の指導方法の選択につながっていることが伺える。実際，小川さんは，今回の教員の例示に対し，「どうしたらあんな動きにならないのかを自分なりに考えた」と述べており，自分の実践を振り返り，自分自身で実践の改善を考えている。そして，小川さんは結果的にベッドの背もたれをアップし，患者役の学生を長座位にしてから端座位にするという方法をとることができていた。このように，教員は学生が何を学んだか，学生に必要な支援は何か，学生の理解を促すとすればどういう方法をとるかを考え，学生個人の能力や経験，性格を理解することを常に意識し，それらを考慮したはたらきかけが必要である。そうすることによって，学生と教員は相互に作用しあいながら，状況に即した理解や技術の向上，さらに，知識を活用する能力を学生が獲得していくと考える。

第6章　総合考察

第1節　看護技術の実技を学び始めて間もない初学者に対する
　　　　看護技術教育への示唆

　本研究では，看護技術の実技を学び始めて間もない初学者に対し，看護技術演習の場面において，教員は，学生が教員の感覚を拠り所とし，自らに生じた身体感覚に気づくように促すというはたらきかけを行うことによって，学生自身が積極的な推論を行い，自身で感じをつかむことが明らかになった。対象となる学生は看護技術を初めて学ぶ学生であることから，自らの感覚を使って感じをつかむことができるようになるためには，その拠り所となる何かが必要である。その何かが，教員自身が持つ感覚であり，教員の感じ方に自らの感覚を近づけていくことそのものが，技術演習の場への積極的な参加を促しているといえる。教員の感じていることをわがこととして，学ぶ者の身体の中にそれと同じ感覚が生じることを促すために，学生は，自身の身体をどのように動かすか，足は，手は，というように，自らの意識を自身の動きに集中させ，イメージを膨らませ，自らの感覚を使ってどうにか捉えて理解をしていこうとしている。その契機になるのが，教員自身の身体に生じている感覚をありのままに表現している言葉であったり，学生が自らの動きを客観的に捉えるためのイメージを掻き立てる動きであったり，普段は死角となって見えない動きを見せるといった教員のはたらきかけであると考える。

　また，看護技術が人を対象としていることから，対象となる人との相互作用の中で，まさにそのときその場で看護技術をその人に合わせて創り出していくということを，学生は看護技術を学び始めた早い段階から身体と心で理解していく必要がある。そのための契機となるのは教員の感覚を通したはたらきかけ

108

であり，やはりここでも教員の感覚に自らの感覚を近づけていくことを通して，看護師と患者がお互いの存在や特徴を感じ取ってくことを学んでいき，やがて自身に生じる感覚を頼りに，看護技術をその人に合わせて創り出していくことができるようになっていくと思われる。

　さらに，技術演習という短い時間の中で，教員は自ら学生に歩み寄り，学生がそのときその場で最も理解し，実践につながる方法を判断し，学生にはたらきかけていた。教員は，学生が何を学んだか，学生に必要な支援は何か，学生の理解を促すにはどのような方法をとるかを考え，学生個人の能力や経験等を理解することを常に意識し，それらを考慮したはたらきかけが必要である。そうすることによって，学生と教員は相互に作用しあいながら，状況に即した理解や技術の向上，さらに，知識を活用する能力を学生が獲得していくと考える。

　今日の看護技術教育においては，学内における看護技術演習がますます重要になり，その質の向上に向けた創意工夫を凝らした取り組みがなされ，特に臨床現場を想定したシミュレーション教育が推奨されている。その中で，教員による学生へのはたらきかけにおいては，特に，看護技術を初めて学ぶ学生にとって必要不可欠なものとして認識されているものの，その詳細までを述べているものが意外に少ないことに気づかされる。教員は，自らの身体感覚を表現することが，看護技術を学び始めて間もない学生が看護技術を身につけていくための１つのツールになることを意識し，学生と相互に作用しあいながら，学生の中にどのように「学び」が生まれるのかを明らかにすることが重要である。そのため，看護技術教育における教員の学生へのはたらきかけの継続した検討を行っていくことが，必要であると考える。

第２節　研究の限界と今後の課題

　本研究の限界として，一つ目は研究参加者の人数が少ない中で，教員は教授から助教までさまざまな職位が見られたが，職位による学生へのかかわりの違

いを明らかにするまでには至らなかった。二つ目は調査期間に開きがあること
である。調査期間に開きがあることにより，看護技術教育を取り巻く状況の変
化が教員の学生へのはたらきかけの仕方に影響を与える可能性があると思われ
るが，今回はそのことを意識した調査を行うことができなかった。

　今後はこれらの限界を踏まえ，看護技術演習における教員の学生へのはたら
きかけの詳細を明らかにする必要があると考える。

第7章　テキストの作成に向けて

第1節　テキストの位置づけ

　このたびの研究結果で得ることができた知見を看護技術教育に活かすことができるとするならば，看護技術の習得を目指す，看護技術を学び始めて間もない学生にかかわる教授者を対象としたテキストという位置づけで考えてみたいと思う。

　その日の演習にかかわる教員間での演習の学習目標や学習内容，教授方法における共通認識は事前に行われていると思われるが，学生へのかかわり方については，個々の教員の采配に任されている。技術教育にかかわる教員の経験年数はさまざまであり，実際に学生にどのようにかかわるのかについては，これまでの経験によって大きく違う現状があると思われる。また，初めて看護技術を学ぶ学生は，看護とは何かを同じ時期に学び始めている学生であり，これから看護に携わる者としての土台を形成し始めていく段階にある。そのような初学者に人と人との間で看護技術が実践されることについての本質的な見方や考え方を示しながら，看護技術の修得にかかわる教授者の実践がすばらしいものであったとしても，教授者個人の中に埋もれてしまっており，共有されることのないまま過ぎてしまうことが多々あるのではないかと思われる。教授者の実践に埋もれている初学者へのはたらきかけの意図や意味，工夫を言語化することによって，初学者へのかかわり方の選択肢を増やし，創意工夫をする上での拠り所となるものを目指したいと考える。

第2節　テキストの概要

　初学者の身体感覚に教授者がはたらきかける意義を伝えるためには，看護技術をどのように捉えるかを示し，その意義と教授者の初学者への具体的なはたらきかけをつなげて考える必要がある。また，教授者が初学者の身体感覚に効果的にはたらきかけるために必要なことは何かを理解することができれば，演習での教授者の初学者への具合的なはたらきかけを含む演習計画を立案することができると思われる。そのため，作成を目指すテキストでは，その内容に含めたいと考える「看護技術とは何か」，「初学者の身体感覚にはたらきかける教授者のかかわり」，「初学者の身体感覚にはたらきかける教授者のかかわりを促すもの」の3つの視点から述べたいと思う。

　「看護技術とは何か」のところでは，看護技術が個別性をもった人間対人間のかかわりの中で用いられるものであり，そのときの状況の中で創造的に提供されるものであるといった看護技術の本質をどのように初学者に伝えていくのかについて，学生の身体感覚に教員がはたらきかける意味を示しながら，その方法を紹介したいと考える。

　教授者の身体感覚を初学者と共有することによって初学者の中に教授者の感覚を目指す積極的な参加を促す場合には，比喩的な感覚表現を用いて教授者の感覚を伝えることが必要である。このときの教授者の初学者へのかかわりは，意図的ではあるものの，教授者が示す感覚的な表現は教授者自身が実際に感じているものである必要がある。

　また，教授者自身の身体を用いて感覚的に表現したものを実際に行うことによって，初学者のイメージと教授者の動きが一致することとなり，初学者の実践につながりやすくなることを示したい。

　さらに，初学者の動きと身体感覚を結びつけるためには，適切な動きだけではなく，適切ではない動きを示すことによって初学者の動きを客観的に示したり，学生の体に直接触れて適切な位置に動かすというように，初学者の身体感

覚にさまざまな角度から直接はたらきかけることによって初学者のイメージが
強化されることを示したいと考える。

　最後に，初学者の身体感覚に教授者が効果的にはたらきかけるために必要な
ことは何かを示すことによって，初学者の身体感覚にはたらきかけることを促
す教授者の在り方について述べたいと思う。教授者の在り方の 1 つとしては，
教授者自らが初学者に積極的に歩み寄ることを挙げることができる。学生のこ
とがよくわかっていないと，どのようなかかわりが効果的であるのかを考える
ことができず，意図的にかかわることが難しい。また，学生の反応を見ながら，
学生自身が教員の身体感覚に近づくには，どうすればよいかを考えるタイミン
グやきっかけを与えることも必要である。しかし，教授者自らが初学者に積極
的に歩み寄ること以外にも，学生の身体感覚に教授者が効果的にはたらきかけ
るために必要なことがあると思われるため，これからも初学者の身体感覚には
たらきかける教授者のかかわりに関する調査を積極的に行っていくことが必要
であると考える。

補　章

　筆者が基礎看護技術の技術演習の参加観察した際に，初めて看護技術を学ぶ初学者が，看護師役と患者役を交代しながら，繰り返し，何度もその日の学内演習で学ぶ動きを行っていた。日頃，学生同士であっても，例えば，ベッドから車椅子への移動の際に，患者役の学生の体勢を全身を使って支えながら移動するという動きを行ったことがなく，学生達は自らの意識をどこに向けたらよいのかわからずに，教員のデモンストレーションや事前学習で視聴した動画の動きを見様見真似で行ってみるところから始めていたのではないかと思う。初学者である学生たちは，相手の学生と対面しながら組んだときの，相手の骨格と筋肉の付き具合，また，相手の動きを初めて全身で感じながら，その動きをサポートする自らの動きがぎこちなく，スムーズに車椅子移乗ができないことを感覚的に感じているという状態であった。

　そのような中，学生の三田さんを指導していた仁教員から，「患者さんの体重をもらってね」という声がかかる。三田さんをはじめとする初学者である学生たちは，ベッドから車椅子への移乗の経験がなく，実感を伴った状態での初めての実施であるため，過去の経験と比較することは非常に難しい状態である。仁教員の「患者さんの体重をもらう」という感覚を拠り所とし，自分の体をどのように使うと「患者さんの体重をもらう」という身体感覚に近づけるのか，実践の最中にあれやこれやと考える様子が見られたり，患者さんを支える自らの身体の傾きや足の開き具合，膝の曲げ具合などを変えて，試行錯誤をしながら，仁教員の感覚を身体でわかろうとする姿に，近づこうと推論する姿が見られていた。つまり，仁教員と身体感覚を共有しようとする学生の三田さんの，積極的な参加があり，また，そのように仕向けている仁教員の三田さんへのかかわりがあったと感じている。

　生田は，決して説明的ではないが，学びに何らかの影響をあたえる言葉を「わざ言語」と呼び（2017，p.412），わざ言語の役割の一つに，「教える者の身体感覚と学ぶ者の身体感覚の共有を促すことにある」（2014，p.29）と述べている。三田さんが仁教員の身体感覚に近づこうと積極的な参加をすることによって，他者である相手の学生にかかわる感覚を自分の身体で学んでいき，そのプロセスで生じた自身の感覚を頼りにしながら，その状況に合わせた看護実践を学んでいっているのではないかと思われる。

　日本看護科学学会　看護学学術用語検討会が，看護を構成する用語集の中で，「看護技術とは，看護の問題を解決するために，看護の対象となる人々の安全・安楽を保証しながら，看護の専門的知識に基づいて提供される技であり，またその体系をさす。看護技術は，目的と根拠をもって提供されるものであり，根拠に基づく専門的知識は熟練・修練により獲得され，伝達される。また，看護技術は，個別性をもった人間対人間の関わりの中で用いられるものであり，そのときの状況（context）の中で創造的に提供される」と述べているが，初学者である学生も，技術演習という学習場面の中で，看護技術が個別性をもった人間対人間の関わりの中で用いられることや，他者にかかわる感覚を自身の身体で学んでいくことで，そのときの状況に合わせて創り出されるものであることを肌で感じるのではないかと思うのである。

　さらに，仁教員からの「体重をもらう」という言葉から，自分がしていることについて，実際にベッドから車椅子への移乗を行っている最中であってもその感覚に少しでも近づくためにどうすればよいのかを考えながら行い，行為の最中にその感じに近づくことができたことへの驚きや感動，新たな感覚が生じるのを感じていたことから，それが刺激となって行った行為を振り返り，次なる動きを導き出すという学びの連鎖が起きることが予測された。それはつまり，行為の中の省察が行われていたといってよいのではないだろうか。ショーン（Schön, A. D.1983／2007，p.51）は，「行為の中の省察というプロセス全体が，実践者が状況の持つ不確実性や不安定さ，独自性，状況における価値観の葛藤に

対応する際に用いる〈わざ〉の中心部分を占めている」と述べている。初学者であっても，すでにわざの中心部分を担う行為の中の省察を行いつつ，技術を学び始めていることを日々の関わりの中で感じている。

　また，「患者さんの体重をもらう」という感覚は，仁教員の身体に生じているありのままの感覚である。ベッドから車椅子の移乗を上手く行うには，自分の身体どのように使うのか，テキストに手技は記載されてはいるが，どのように感じるかといった身体感覚は個人的なものであり，テキストには書かれていない内容である。しかし，身体でわかるための拠り所として，教員の感覚に近づこうとすること，また近づこうとする中で看護技術を行う相手と自分との関わりが促され，個別性をもった相手であることや，状況に合わせるとはどのようなことなのかを，身体感覚から知っていくという経験をしているのではないだろうか。

　看護を学び始めて間もない時期に，教える者の身体感覚と学ぶ者の身体感覚の共有を促すわざ言語を用いた技術教育を行うことは，教える者の身体感覚に近づこうとする学生の積極的な参加のプロセスの中で，学生自身が患者とのかかわりの実感を得ていくことを促し，他者にかかわる感覚を自分の身体で学びながら，その人にあった看護実践を患者と自分との間で模索しながら創り出していくことができるようになるという機会を早い段階で身につけていくことにつながるのではないかと思われる。

　ベナーは専門教育を受けている間に学生がどのように学んでいくかを説明するために，"徒弟式学習"という言葉を用いて説明している。「徒弟式学習とは，"高度な"徒弟制であって，教師のやることを独創性なく模倣するものではなく，実務を通じて行う教育訓練でもなく，どのような専門職の場合にも必要とされる広範囲な統合的学習であり，有能で熟練されたパフォーマンスの主要な側面を，具体的に例示すること，明確に表現すること，可視化し到達できるようにすることが含まれる」ことを述べている（Benner, P. et al., 2010／2011, pp.34-38）。今回の仁教員の「患者さんの体重をもらう」という身体感覚を表す表現は，

生田の，そのような状態に「なってしまっている」事態（Achievement）を表しており，独特な言語使用や提示という方法を通して，語ることが可能なものである（生田，2017，p.12）。また，生田の表現を活用すると，仁教員にとっては，「確かな言葉」として明示的に使用されており，仁教員が体感している「まさにその感覚」を，きめ細かく表現した言葉であるといえる（p.126）。さらに，仁教員による感覚の共有への誘いや，学生自身の感覚の共有への積極的な参加によって，学習者に学習の衝動を湧きあがらせ，感覚を共有できる「共同体」になっていく（生田，2011，pp.170-173）といえる。この徒弟制における学びの中に，患者とかかわる看護師自身の感性を使っていく学びが見て取れるのではないかと思われる。

　最後に，社会の変化をふまえた看護学教育の質保証に向けて，一般社団法人日本看護系大学協議会は，「看護学士課程においてコアとなる看護実践能力と卒業時到達目標〔2011（平成23年）〕」の内容を検討し，2018（平成30）年6月に「看護学士課程教育におけるコアコンピテンシーと卒業時到達目標」として報告し，今日に至っている。コアコンピテンシーとは，単なる知識や技能だけでなく，さまざまな資源を活用して特定の状況のなかで複雑な課題に対応できるための核となる能力をと定義している（小山，2020，p.662）。「Ⅲ群 根拠に基づき看護を計画的に実践する能力」は，多様な対象の特性や状態を理解した上で，科学的な最新の知識・技術を用いて，必要とされる看護を判断し，計画的に実践する能力を意味しており，看護技術を適切に実施できる能力はここに含まれる（一般社団法人日本看護系大学協議会，2018，p.9）。学士課程の卒業時には，基本的な援助技術を指導のもとで実施できるようになることが求められる。援助技術の原則や手技のみならず，状況判断や看護の対象となる人々への説明，安全・安楽の確保も看護援助の一環として教授し，個別の患者など，看護の対象となる人々に適切な看護援助技術を選択して正しく適用できるように導いていく。また，次世代の看護職として新たな看護援助技術を開発していく素地を養うこと，さらに，臨床現場と連携して必要な看護技術を教育していくことが

求められている（一般社団法人日本看護系大学協議会，2018，p.25）。コアコンピテンシーの教授・学習方法として，講義・演習・実習の効果的な組み合わせが必要であるが，実習が経験できないような内容に関しては，学内でのシミュレーション教育手法を用いた演習なども必要になることが記載されている（一般社団法人日本看護系大学協議会，2018，p.11）。シミュレーション教育とは，実際の臨床場面をシミュレートして（疑似的に再現して），その環境下で学習者が実際に経験することを通じて学ぶ形式の教育を意味する（阿部，2013，p.56）。これは，教員が自分の身体を用いて，学生に非言語的にわざを示すことで，臨床現場における「その時，その場」に応じて行うという，文脈依存性に迫る空間や雰囲気を作り出す中で，学生が看護実践を学ぶことに，どこかつながる部分があるのではないだろうか。

　初学者の場合，自分が思い描いたとおりにはいかないということを身体感覚でわかるところから，まだ行ったことのない看護技術の探求が始まるのかもしれない。初学者であっても状況に合わせた看護実践を学ぶことにどのように誘うのかについては，看護技術教育に携わる者としてさらに探求していきたいと考える。

引用文献

阿部幸恵（2013）．*臨床実践力を育てる！　看護のためのシミュレーション教育*．医学書院．

Ballard, P., Trowbridge, C., & Caven, S. (2006). Beyond the High-Tech Mystique: Preparing ICN Nurse to Precept Novice Students in Intensive Skill Immersion Practica, *Annual Review of Nursing Education*, 4, 393-404.

Benner, P., Sutphen, M., Leonard, V., & Day, L. (2010)／早野 ZITO 真佐子訳（2011）．*ベナー　ナースを育てる*．医学書院．

Emerson, R. M., Fretz, R. M., & Show, R. I. (1995)／佐藤郁哉・好井裕明・山田富秋訳（1998）．*方法としてのフィールドノート　現地取材から物語の作成まで*．新曜社．

舟島なをみ監修（2013）．*看護学教育における授業展開　質の高い講義・演習・実習の実現に向けて*．医学書院．

Grady, J. L., Kehrer, R. G., Trusty, C. E., Entin, E. B., & Brunye, T. T. (2008). Learning Nursing Procedures: The Influence of Simulator Fidelity and Student Gender on Teaching Effectiveness, *Journal of Nursing Education*, 47(9), 403-408.

Hammer, J., Souers, C. (2004). Infusion Theory A Multifaceted Approach to Teaching in Nursing, *Journal of Infusion Nursing*, 27(3), 151-156.

原田千鶴（2011）．看護領域における「わざ言語」が機能する「感覚の共有」の実際．生田久美子・北村勝朗編，*わざ言語 感覚の共有を通しての「学び」へ*（163-187）．慶應義塾大学出版会．

生田久美子（1987）．*「わざ」から知る*．東京大学出版会．

生田久美子（2011）．「わざ」の伝承は何を目指すのか Task か Achievement か．生田久美子・北村勝朗編，*わざ言語 感覚の共有を通しての「学び」へ*（3-31）．慶應義塾大学出版会．

生田久美子（2017）．「わざ言語」という問い．*看護教育*，58(6)，412-418．

一般社団法人日本看護系大学協議会（2018）．看護学士課程教育におけるコアコンピテンシーと卒業時到達目標．https://www.janpu.or.jp/file/corecompetency.pdf ［2023/10/19閲覧］

Jakubik, L. D., Grossman, M. B., Daly-Parker, M. O., Gaffney, L. M., Strauss, K. A., & Mars, P. A. (2003). Clinical and Professional Role Development Among Experienced Pediatric Nurses: The Pediatric Medical Nursing Certificate Program,

Journal for Specialists in Pediatric Nursing, 9(4), 113-122.

Kaplan, B., & Ura, D. (2010). Use of Multiple patient Simulations to Enhance Prioritizing and Delegating Skills for Senior Nursing Student, *Journal of Nursing Education*, 49(7), 371-377.

片山はるみ・西川まり了・江口瞳・芥川清香・山本洋美・吉岡さおり（2007）．基礎看護技術演習における情意領域への教育効果（第2報），*広島国際大学看護学ジャーナル*, 5(1), 3-13.

川嶋みどり監修（2003）．*実践看護技術学習支援テキスト　基礎看護学*, 日本看護協会出版会.

小西美和子（2013）．「狙い」に合わせたシミュレーション教育の方法　学生の学びをつないでいくためのシミュレーション，*看護教育*, 54(5), 354-360.

小西美和子・藤原史博（2011）．看護基礎教育におけるフルスケールシミュレーション学習の試み—手術直後の観察場面におけるシナリオ作成とそのプロセス，*近大姫路大学看護学部紀要*, 3, 99-104.

小山眞理子（2020）．看護学士課程におけるコアコンピテンシー　卒業時到達目標　看護学士課程のカリキュラムへの活用．*看護教育*, 61(8), 662-668.

Lasater, K. (2007). Clinical Judgment Development: Using Simulation to Create Assessment Rubric. *Journal of Nursing Education*, 46(11), 496-503.

前川幸子（2017）．わざ言語が看護教育にもたらすインパクト．*看護教育*, 58(6), 419-427.

前川幸子（2011）．「わざ言語」が促す看護実践の感覚的世界．生田久美子・北村勝朗編，*わざ言語　感覚の共有を通しての「学び」へ*（135-162）．慶應義塾大学出版会.

前田節子・伊吹美紀・桂川純子・竹内貴子・渡邊弥生・中嶋佳緒里・杉浦美佐子（2012）．リラクセーション技術を取り入れた学内演習の試み，*日本赤十字豊田看護大学紀要*, 7(1), 77-83.

前田節子・山本敬子（2008）．実践知につながる看護技術　環境測定・体験学習を取り入れた学内演習の試み，*看護展望*, 33(3), 337-343.

増田富美子・吉岡なつき・土屋智洋・竹田千佐子（2014）．看護学生の車椅子移乗と水平移動習得過程における困難要因と看護技術の「可視化」の試み．*兵庫医療大学紀要*, 2(1), 37-46.

McCaughey, C. S., & Trayner, M. K. (2010). The role of simulation in education, *Nurse Education Today*, 30, 827-832.

Minnesota Baccalaureate Psychomotor Skills Faculty Group. (2008). *Journal of Nursing Education*, 47(3), 98-104.

文部科学省（2004）．*看護実践能力育成の充実に向けて．看護学教育の在り方に関する検討会報告書*.

文部科学省（2011）．大学における看護系人材養成の在り方に関する検討会最終報告．

日本看護科学学会看護学学術用語検討委員会第9・10期委員会（2011）．看護学を構成する重要な用語集．アセスメント．https://scientific-nursing-terminology.org/terms/assessment/,（2023年10月19日閲覧）

任和子・井川順子編（2021）．根拠と事故防止からみた基礎・臨床看護技術第3版，医学書院．

岡村典子・藤井徹也・堀良子（2009）．看護系大学における基礎看護技術習得に向けた教育に関する検討，日本看護学教育学会誌，19(1)，13-27．

岡本寿子（2013）．看護技術教育での情意領域の教育評価　基礎看護学実習後の振り返りに闘病記を用いて，京都市立看護短期大学紀要，37，45-57．

大川宣容（2013）．「狙い」に合わせたシミュレーション教育の方法　講義—演習—実習のつながりの中で行うシミュレーション教育　急性期看護学領域での取り組み，看護教育，54(5)，368-373．

大納庸子・奥野信行・松本珠美・吉田恵美・高原美絵子・伊藤ちぢ代（2010）．「治療援助論演習」における基礎看護技術教育の実際．園田学園女子大学論文集，44，41-53．

大滝純司・阿部幸恵監修（2008）．シミュレータを活用した看護技術指導，日本看護協会出版会．

Parr, M. B., & Sweeney, N. M. (2006). Use of Human patient Simulation in Undergraduate Clinical care Course, *Critical Care Nursing Quarterly*, 29(3), 188-198.

Polanyi, M. (1966)／佐藤敬三訳（1980）．暗黙知の次元—言語から非言語へ．紀伊國屋書店．

Rhodes, M. L., & Curran, C. (2005). Use of the Human Patient Simulator to Teach Clinical Judgment Skills in a Baccalaureate Nursing Program, *Computers Informatics Nursing*, 23(5), 256-262.

Ricketts, B. (2010). The role of simulation for learning within pre-registration nursing education — A literature review, *Nursing Education Today*, 31, 650-654.

Rothgeb, M. K. (2008). Creating a Nursing Simulation Laboratory: A Literature Review, *Journal of Nursing Education*, 47(11), 489-494.

Ryle, G. (1949)／坂本百大他訳（1987）．心の概念．みすず書房．

Salyer, V. L. (2007). Teaching Psychomotor Skills to Beginning Nursing Students Using a Web-Enhanced Approach: A Quasi-Experimental Study, *International Journal of Nursing Education Scholarship*, 4(1), 1-12.

Schmidt, R. A. (1991)／調枝孝治訳（1994）．運動学習とパフォーマンス．大修館書店．

Schön, A. D.（1983）.／柳沢昌一・三輪健二訳（2007）. *省察的実践とは何か プロフェッショナルの行為と思考*. 鳳書房.

Sheets, I. W., & Ganley, B. J.（2011）. Integrating Simulation into a Foundational Gerontological Nursing Course, ***Journal of Nursing Education***, 50（12）, 689-692.

柴田庄一・遠山仁美（2003）. 技能の取得過程と身体知の獲得 主体的関与の意義と「わざ言語」の機能. *言語文化論集*, 114（2）, 77-94.

白川恵美子・前澤美代子・小林たつ子（2005）. 基礎看護技術教育における安楽性を追求した教員モデルの学習効果—学生が教員から「快」の感覚体験を受けて, *日本看護学会論文集 看護教育*, 36, 30-32.

杉森みど里・舟島なをみ（2016）. *看護教育学第6版*. 医学書院.

高比良祥子・片穂野邦子・吉田恵理子・松本幸子（2014）. 実習前準備教育としてのシミュレーション学習における学生の学び, *長崎県立大学看護栄養学部紀要*, 12, 41-52.

津田智子・山岸仁美（2014）. 看護基本技術の修得初期段階における初学者の自己評価の特徴. *福岡県立大学看護学研究紀要*, 11（1）, 1-10.

Waldner, M. H., & Olson, D. K.（2007）. Taking the patient to the classroom: Applying Theoretical Frameworks to Simulation in Nursing Education, ***International Journal of Nursing Education Scholarship***, 4（1）, 1-14.

Wright, C., Hogard, E., Ellis, R., Smith, D., & Kelly, C.（2008）. Effect of PETTREP imagery training on performance of nursing skills: pilot study, ***Journal of Advanced Nursing***, 63（3）, 259-265.

Yuan, H. B., Williams, B. A., Fang, J. B., & Ye, Q. H.（2012）. A systematic review selected evidence on improving knowledge and skills through high-fidelity simulation, ***Nurse Education Today,*** 32（3）, 294-298.

あとがき

　多くの方々からの温かい言葉と，励ましをいただいたことによって，本書を最後まで書き進めることができました。私を支えてくださいましたすべての皆さまに，心から感謝申し上げます。

　本書は「淑徳大学学術出版助成（研究叢書）」の出版助成を受けて刊行されたものです。このような貴重な機会を与えてくださいました大乗淑徳学園理事長の長谷川匡俊先生，淑徳大学学長の山口光治先生に心より感謝申し上げます。また，本書の執筆を勧めてくださり，常に気にかけて温かい励ましの言葉をかけてくださいました副学長の米村美奈先生に，深く感謝申し上げます。さらに，本書の草稿に目を通していただき，丁寧で的確なアドバイスを下さいました看護栄養学部の2名の検討委員の先生，折に触れて細やかなアドバイスをくださいました，総合福祉学部の伊藤千尋先生に心から感謝申し上げます。

　本書のもとになる参加観察とインタビュー調査にご協力をいただきました5名の教員の皆様と12名の学生の皆様に心より感謝申し上げます。また，教員の方々の募集にあたり，ご協力いただきました教員の皆様にも，心より感謝申し上げます。

　長きにわたる研究の過程を通し，研究指導を行っていただきました佐々木幾美教授，本庄恵子教授，坂口千鶴教授，小宮敬子教授，吉田みつ子教授の他，多くの方々にご助言やご示唆をいただきました。数えきれないほどの励ましと温かなお声がけをいただきましたことを深く感謝申し上げます。

　出版にあたり，本書の趣旨を理解し，出版にご協力くださいました学文社の田中千津子様に心から感謝申し上げます。

　出版に関する事務的な手続きを丁寧に滞りなく進めてくださいました鈴木沙織様にも深く感謝申し上げます。

126

 また，看護技術教育における技術演習（学内演習）について，演習内容，タイムスケジュール，教員の学生への関わり方，使用物品，事前・事後課題等について，初学者である学生の学びがよりよいものになるように，ともに検討する中で新たな視点や学生の成長を見据えた示唆を下さる，基礎看護学領域の坂下貴子先生，長坂育代先生，後藤奈津美先生，藤谷章恵先生，山田悦子先生，茂野香おる先生に，普段はなかなか伝えることのできない心からの感謝の気持ちをお伝えしたいと思います。

 さらに，いつも私を励ましてくれる大切な友人や同僚，温かく支えてくれる大切な家族に，心からのありがとうを伝えたいと思います。

 最後に，本書の元となる博士論文の一部を，日本看護学教育学会誌に投稿し，2024年2月に受理されましたことを申し添えます。

2024年3月吉日

牧野　美幸

資　　料

資料1　研究依頼施設（看護系大学）　学長宛研究依頼書

〇〇〇〇年〇月〇日

〇〇大学
看護学部看護学科
学長　〇〇　〇〇様

調査へのご協力のお願い

拝啓
　時下ますますご清栄のこととお慶び申し上げます。
　私は，〇〇〇〇〇〇〇に在籍する牧野美幸と申します。
　これまでの看護教員の経験から，看護の学士課程における看護技術教育について，学生の学びを支援する教員の指導のあり方について関心を持ち，「基礎看護技術の演習における教員の初学者へのはたらきかけ〜学生自身が“感じをつかむ”ことに焦点をあてて〜」をテーマに，研究に取り組んでいます。
　本研究は，看護技術教育の演習の場面の参与観察と技術演習で指導する教員へのインタビューを通して，教員がどのように学生にはたらきかけているのか，また，そのはたらきかけが学生の演習時間内での学びにどのような影響を及ぼしているのかを明らかにするための本調査として行います。
　別紙の通り，本調査・研究計画書を添えておりますが，実施にあたり，教育活動の妨げにならないように留意し，倫理的配慮を行って実施させていただく所存です。
　つきましては，研究参加者教員として，看護系大学において基礎看護学としての看護技術の技術演習を担当し，職位は問わず，教員経験および現在担当する基礎看護技術の実技指導の経験を概ね3年程度以上有する教員の方にお願いしたいと考えています。
　また，その教員が指導を担当される学生の皆様にも，技術演習中の参与観察をお願いしたいと考えています。教員の方の研究参加同意が得られました後，研究者より学生への研究参加依頼を行い，人数にかかわらず，学生にも同意が得られた場合のみ調査を実施致します。
　なお，ご質問等がございましたら，下記の連絡先にご連絡いただけますと幸いに存じます。
　ご協力のほど，何とぞよろしくお願い申し上げます。

敬具

牧野　美幸（研究者）
〇〇〇〇〇〇〇看護学研究科
〇〇〇〇〇〇〇〇〇〇専攻
e-mail：〇〇〇〇〇〇〇

〇〇〇　〇〇（指導教員）
〇〇〇〇〇〇〇　〇〇〇〇〇教授
e-mail：〇〇〇〇〇〇〇
Tel：〇〇〇〇〇〇〇

資料2　研究依頼施設（看護系大学）授業科目責任者の教員宛研究依頼書

○○○○年○月○日

○○大学
<u>　　　　　　　　　　　　　　　　　</u>
看護学部看護学科
<u>　　　　　　　　　　　　　　　　　</u>
教授　○○　○○　様
<u>　　　　　　　　　　　　　　　　　</u>

調査へのご協力のお願い

拝啓

　時下ますますご清栄のこととお慶び申し上げます。

　私は，○○○○○○○に在籍する牧野美幸と申します。

　これまでの看護教員の経験から，看護の学士課程における看護技術教育について，学生の学びを支援する教員の指導のあり方について関心を持ち，「基礎看護技術の演習における教員の初学者へのはたらきかけ～学生自身が"感じをつかむ"ことに焦点をあてて～」をテーマに，研究に取り組んでいます。

　本研究は，看護技術教育の演習の場面の参与観察と技術演習で指導する教員へのインタビューを通して，<u>教員がどのように学生にはたらきかけているのか，また，そのはたらきかけが学生の演習時間内での学びにどのような影響を及ぼしているのかを明らかにするための</u>本調査として行います。

　別紙の通り，本調査・研究計画書を添えておりますが，実施にあたり，教育活動の妨げにならないように留意し，倫理的配慮を行って実施させていただく所存です。

　つきましては，研究参加者教員として，看護系大学において基礎看護学としての看護技術の技術演習を担当し，職位は問わず，教員経験および現在担当する基礎看護技術の実技指導の経験を概ね3年程度以上有する方にお願いしたいと考えています。

　また，その教員が指導を担当される学生の皆様にも，学内演習中の参与観察をお願いしたいと考えています。教員の方の研究参加同意が得られました場合に，研究者より学生への研究参加依頼を行い，調査を実施致します。

　なお，ご質問等がございましたら，下記の連絡先にご連絡いただけますと幸いに存じます。

　ご協力のほど，何とぞよろしくお願い申し上げます。

敬具

牧野　美幸（研究者）　　　　　　○○○　○○（**教員**）
○○○○○○○看護学研究科　　　○○○○○○○　○○○○○教授
○○○○○○○○○○専攻　　　　e-mail：○○○○○○
e-mail：○○○○○○○　　　　　Tel：○○○○○○○

資料3　研究依頼施設（看護系大学）看護技術演習担当教員宛研究依頼書・同意書

○○○○年○月○日

○○大学　看護学部看護学科

科目名「○○○○○○」学内演習担当

教授　○○　○○　様

調査へのご協力のお願い

拝啓

　時下ますますご清栄のこととお慶び申し上げます。

　私は，○○○○○○○に在籍する牧野美幸と申します。

　これまでの看護師，看護教員の経験から，看護の学士課程における看護技術教育について，学生の学びを支援する教員の指導のあり方について関心を持ち，「基礎看護技術の演習における教員の初学者へのはたらきかけ～学生自身が"感じをつかむ"ことに焦点をあてて～」をテーマに，研究に取り組んでいます。

　本研究は，看護技術教育の演習の場面の参与観察と技術演習で指導する教員へのインタビューを通して，教員がどのように学生にはたらきかけているのか，また，そのはたらきかけが演習時間内での学生の学びにどのような影響を及ぼしているのかを明らかにするための本調査として行います。

　別紙の通り，本調査・研究計画書を添えておりますが，実施にあたり，教育活動の妨げにならないように留意し，倫理的配慮を行って実施させていただく所存です。

　つきましては，研究参加者教員として，看護系大学において基礎看護学としての看護技術の技術演習を担当し，職位は問わず，教員経験および現在担当する基礎看護技術の実技指導の経験を概ね3年程度以上有する方にお願いしたいと考えています。

　なお，ご質問等がございましたら，下記の連絡先にご連絡いただけますと幸いに存じます。ご協力のほど，何とぞよろしくお願い申し上げます。

敬具

記

1．調査期間：○○○○年○月○日（○）～○○○○年○月○日（○）

2．方法：看護技術の演習場面の参与観察および技術演習終了後の教員へのインタビューをお願いしたく存じます。

a．学内演習場面での参与観察

　1）看護技術の演習の様子や指導の内容を把握するために，技術演習が行われる直前にその日の演習の進め方等の説明が行われる場合には，その時点から教員や学生に了解

が得られた際に同席させていただきたいと考えています。ただし，教員や学生の負担を考慮し，技術演習を行う時間帯や場所について，当該授業担当の教員と相談の上で調整を行い，周囲になるべく緊張感を与えないように立ち位置や態度に留意致します。調整後も観察を遠慮してほしい場合にはいつでも遠慮なくお伝え下さい。

2）研究者は技術演習での指導には直接関わることは致しません。調査中は，看護の大学院学生という身分がわかるように名札をつけ，白衣またはユニホームを着用致します。

3）教員と学生双方の同意が得られれば，授業での学生の学びやご指導を把握するために，学生への配布資料や事前学習などの記録物に関して，教員の方のコメントを含めて閲覧させていただきたいと考えています。

4）教員の学生への直接的・間接的なはたらきかけから学生が感じたこと考えたことについて，学生の学びに支障をきたさぬよう，演習時間内に短時間で学生にお話を伺うことがあります。

5）参与観察を通して研究者が確認をとりたいことがある場合には，学生への指導等に支障をきたさぬよう，タイミングをみて教員にお話を伺うことがあります。

b．インタビュー

技術演習での教員の学生へのはたらきかけがどのような背景から生じたのかを明らかにし，教員の学生へのはたらきかけで感じたこと・考えたことを確認するために，技術演習終了後に教員に1時間以内程度のお話を伺います。

実施する際は，学内演習終了後なるべく記憶の新しい時期に，かつご都合のよい時間と場所を伺って実施致します。事前にお伺いしたい項目を記したインタビューガイドをお渡し致します。お話ししたくないことについては無理にお話をしていただかなくても大丈夫です。

お話しいただいた内容を正確にとらえて活用させていただくために簡単なメモをとり，了解が得られた場合にはインタビューの内容を録音させていただきたいと思います。

3．研究参加者として守られるべき権利

a．研究参加は自由意思に基づくものであり，研究に参加されなくても何ら不利益になることはありません。研究に同意された後，途中で辞退される場合も同様です。学生の方への研究参加依頼につきましては，教員の方の研究参加の同意が得られた場合のみ行います。

b．調査により得られた個人情報は，全て数値や記号を用いた匿名化を行い，プライバシーの保護およびデータの管理を厳重に行います。得られたデータは研究目的以外には使用致しません。

c．本研究では参与観察を行い，当該授業に関連する学生への配布資料および事前学習などの記録物を教員のコメントを含めて研究者が閲覧することがあります。

d．本研究は，今後博士論文としてまとめるための本調査として位置づけています。そのため，将来的には学会や論文で発表させていただく場合がございます。また，大学の協力を得て，リポジトリを通してインターネットに公開致します。その際は，研究参加者である教員，学生の方に事前に同意を得た上で研究データとして活用させていただきます。

　研究結果の公開の際にはあらためて連絡を差し上げ，ご希望があれば学会抄録や論文をお送り致します。

e．研究参加の同意を得た教員，学生の皆様の負担をできるだけ考慮しながら調査を進めて参りたいと考えております。調査は，決して教員や学生の方の評価を行うものではありません。研究活動を通して，少しでも教員としての教育活動を振り返る機会にしていただければ幸いです。

f．本調査に関して，ご質問やご不明な点などがございましたらご説明致します。いつでも直接または下記までご連絡下さい。

　以上についてご理解をいただき，研究参加に同意をいただける場合は，お手数をおかけしますが，この「研究参加依頼書・同意書」2通にご署名の上，お渡しした返信用封筒にて，研究者宛に郵送をお願い致します。後日，書類に研究者の署名を行い，研究参加者控えとして1通をお渡し致します。

　残り1通は研究者が保管致します。

以上

牧野　美幸（研究者）　　　　　　　　○○○　○○（指導教員）
○○○○○○○看護学研究科　　　　　○○○○○○○　○○○○○教授
○○○○○○○○○○○専攻　　　　　　e-mail：○○○○○○○
e-mail：○○○○○○○　　　　　　　　Tel：○○○○○○○

研究参加に関する同意書

　私は，研究テーマ「基礎看護技術の演習における教員の初学者へのはたらきかけ〜学生自身が"感じをつかむ"ことに焦点をあてて〜」の説明を受け，研究の目的，調査期間，方法，研究参加者として守られるべき権利について理解しました。
　そのうえで研究参加に同意します。

※　下記について，承諾するものについてチェックをお願い致します。

☐　1．参与観察が行われること

☐　2．学生への配布資料および事前学習を教員のコメントを含めて閲覧すること

☐　3．技術演習終了後にインタビューを受けること

☐　4．インタビュー時に録音が行われること

☐　5．今回の本調査データを今後研究者の博士論文をまとめる際の研究データに含め，研究結果として公表すること

　なお，今回ご承諾いただいた後，途中で承諾を撤回することも可能です。その旨を研究者にご連絡いただいた上で，研究者は最終的な研究参加の意思に従います。

　　　　　　　　年　　　月　　　日　研究参加者（署名）：＿＿＿＿＿＿＿＿＿＿＿

　　　　　　　　年　　　月　　　日　研究者（署名）：＿＿＿＿＿＿＿＿＿＿＿＿

資料4　研究依頼施設（看護系大学）科目名「基礎看護技術」
　　　　履修学生宛研究依頼書・同意書

○○○○年○月○日

○○大学

看護学部看護学科

科目名「○○○○○○」履修学生様

調査へのご協力のお願い

拝啓

　時下ますますご清栄のこととお慶び申し上げます。

　私は，○○○○○○○に在籍する牧野美幸と申します。

　これまでの看護教員の経験から，看護の学士課程における看護技術教育について，学生の学びを支援する教員の指導のあり方について関心を持ち，「基礎看護技術の演習における教員の初学者へのはたらきかけ～学生自身が"感じをつかむ"ことに焦点をあてて～」をテーマに，研究に取り組んでいます。

　本研究は，看護技術教育の演習の場面の参与観察と技術演習で指導する教員へのインタビューを通して，看護技術教育において教員がどのように学生にはたらきかけているのか，また，そのはたらきかけが演習時間内での学生の学びにどのような影響を及ぼしているのかを明らかにするための本調査として行います。

　そこで，看護系大学において基礎看護学領域の看護技術教育を担当されている教員と科目名「○○○○○○」を履修する学生の皆様を研究参加者として，以下の期間，方法，倫理的配慮のもとで研究を計画しています。調査は技術演習での評価を行うものではありません。技術演習での学習活動の妨げにならないように留意し，倫理的配慮を行って実施させていただく予定です。

　つきましては，研究の趣旨をご理解の上，研究参加へのご協力をいただけますよう，心よりお願い申し上げます。

敬具

記

1．**調査期間**：○○○○年○月○日（○）～○○○○年○月○日（○）

2．**方法**：看護技術の技術演習場面の参与観察をお願いしたく存じます。

　a．学内演習場面での参与観察

　　1）看護技術の演習の様子や指導の内容を把握するために，技術演習が行われる直前にその日の演習の進め方等の説明が行われる場合には，その時点から教員や学生に了解が得られれば同席させていただきたいと考えております。ただし，教員や学生の負担を考慮し，技術演習を行う時間帯や場所について，当該授業担当の教員と相談の上で

調整を行い，周囲になるべく緊張感を与えないように立ち位置や態度に留意致します。調整後も観察を遠慮してほしい場合にはいつでも遠慮なくお伝え下さい。

2）研究者は技術演習での指導には直接関わることは致しません。調査中は，看護の大学院学生という身分がわかるように名札をつけ，白衣またはユニホームを着用致します。

3）教員，学生双方の同意が得られれば，授業での学生の学びやご指導を把握するために，学生への配布資料や事前学習などの記録物に関して，教員の方のコメントを含めて閲覧させていただきたいと考えております。

4）参与観察を通して研究者が確認をとりたいことがある場合には，学生の皆様に負担にならないよう，短時間でタイミングをみてお話を伺うことがあります。

3．研究参加者として守られるべき権利

a．研究参加は自由意思に基づくものであり，研究に参加されなくても何ら不利益になることはありません。研究に同意された後，途中で辞退される場合も同様です。

b．調査により得られた個人情報は，全て数値や記号を用いた匿名化を行い，プライバシーの保護およびデータの管理を厳重に行います。得られたデータは研究目的以外には使用し致しません。

c．本研究では参与観察を行い，当該授業に関連する学生への配布資料および事前学習などの記録物を教員のコメントを含めて研究者が閲覧することがあります

d．本研究は，今後博士論文としてまとめるための本調査として位置づけております。そのため，将来的には学会や論文で発表させていただく場合がございます。また，大学の協力を得て，リポジトリを通してインターネットに公開致します。その際は，研究参加者である教員，学生の方に事前に同意を得た上で研究データとして活用させていただきます。研究結果の公開の際にはあらためて連絡を差し上げ，ご希望があれば学会抄録や論文をお送り致します。

e．研究参加の同意を得た学生の皆様の心理的負担，時間的負担，学習上の負担をできるだけ考慮しながら調査を進めて参りたいと考えております。調査は決して学生の皆様の評価を行うものではありませんので，普段通りになさって下さい。

f．本調査に関して，ご質問やご不明な点などがございましたらご説明致します。いつでも直接または下記までご連絡下さい。

以上についてご理解をいただき，研究参加に同意をいただける場合は，お手数をおかけしますが，この「研究参加依頼書」をお読みいただき，「研究参加に関する同意書」1通にご署名の上，所定のBOXに提出をお願い致します。後日，書類に研究者の署名を行い，研究者が保管致します。

以上

牧野　美幸（研究者）
○○○○○○○看護学研究科
○○○○○○○○○○専攻
e-mail：○○○○○○

○○○　○○（教員）
○○○○○○○　○○○○○教授
e-mail：○○○○○○
Tel：○○○○○○

研究参加に関する同意書

　私は，研究テーマ「基礎看護技術の演習における教員の初学者へのはたらきかけ～学生自身が“感じをつかむ”ことに焦点をあてて～」の説明を受け，研究の目的，調査期間，方法，研究参加者として守られるべき権利について理解しました。
　そのうえで研究参加に同意します。

※　下記について，承諾するものについてチェックをお願い致します。

□　1．参与観察が行われること

□　2．学生への配布資料および事前学習を教員のコメントを含めて閲覧すること

□　3．今回の本調査データを，今後研究者の博士論文をまとめる際の研究データに含めること

　なお，今回ご承諾いただいた後，途中で承諾を撤回することも可能です。その旨を研究者にご連絡いただいた上で，研究者は最終的な研究参加の意思に従います。

年　　　月　　　日　研究参加者（署名）：＿＿＿＿＿＿＿＿＿＿＿＿＿＿

年　　　月　　　日　研究者（署名）：＿＿＿＿＿＿＿＿＿＿＿＿＿＿

資料5　同意撤回書

同　意　撤　回　書

　私は，「基礎看護技術の演習における教員の初学者へのはたらきかけ～学生自身が"感に
をつかむ"ことに焦点をあてて～」の参加に同意し同意書に署名しましたが，その同意を撤
回します。

　　　　　　　　　　　　　　　　　　　　　　　　　年　　　　月　　　　日

　　　　　　　　　　　　　　　　　　　氏名（署名）＿＿＿＿＿＿＿＿＿＿＿＿＿

　本研究に関する同意撤回書を受領したことを証します。

　　　　　　　　　　　　　　　　　　　　　　　　　年　　　　月　　　　日

　　　　　　　　　　　　　　　　　　　所　属＿＿＿＿＿＿＿＿＿＿＿＿＿＿

　　　　　　　　　　　　　　　　　　　研究者氏名＿＿＿＿＿＿＿＿＿＿＿＿

※いったん研究参加に同意した場合でも，同意を撤回することができます。この「同意撤回
　書」2部にご記入・ご署名頂き，研究者までお申し出下さい。

※研究者が同意撤回書を受領した後，2部に署名し，1部は返送いたしますので保管下さい。

※ただし，同意撤回を受領した時点で，研究論文として公表していた場合やデータ（逐語録，
　カテゴリー・コード一覧表など）が完全に匿名化され個人が特定できない状態等の場合には，
　データを廃棄できないこともあります。

```
＜同意を撤回する場合の連絡先＞
　○○○○○○○○○○看護学研究科
　○○○○○○○○○○専攻　　牧野　美幸
　E-mail：○○○○○○○
　教員：○○○　○○
　E-mail：○○○○○○○
　注　院生・学部生の場合，個人の携帯・自宅の電話番号，メールアドレスは記載しない。
```

資料6　インタビューガイド（基礎看護技術 演習担当教員用）

年　　月　　日

用語の定義：

　　はたらきかけ：相手がよりよい行動がとれるように，教員がねらいを持って積極的に相手
　　　にかかわること。

1．教員経験年数および看護技術教育に携わっている年数を含め，現在の状況に至るまでの
　　経緯を教えて下さい。

2．（教員のはたらきかけを受けた際に，学生が何かにはっと気づいたような場面や，学生
　　が自らの思考や行動に意識を向けて行動したと思われる場面や，学生自身が自分の身体を
　　うまく使うことが促された場面などを振り返りながら）学生へのはたらきかけの意図を教
　　えてください。

3．2ではなぜその方法（タイミング，言葉かけの仕方，動き）で学生にはたらきかけたのか，
　　その理由や考えを教えて下さい。

4．学生にはたらきかける前とはたらきかけた後とでは，学生の反応に変化がありましたか？
　　変化があった場合にはどのような変化だったのかを教えて下さい。

5．（3．でお伺いしたお話をもとに，学生へのはたらきかけの場面を振り返りながら）自
　　らのはたらきかけに対する学生の反応をどのように感じていましたか？

6．3．でお伺いしたことに限らず，今回の技術演習で学生にはたらきかける際に心がけた
　　ことや工夫したことはありましたか？ある場合には具体的にどのように心がけた（工夫した）
　　のか，なぜ心がけた（工夫したのか）を教えて下さい。

7．今回の学内演習だけにかかわらず，基礎看護技術の演習で学生にはたらきかける際に心
　　がけている（工夫している）ことがありましたら，その理由も含めて教えて下さい。

索　引

著者プロフィール

牧野　美幸（まきの　みゆき）
1970年生まれ
1998年　聖路加看護大学看護学部看護学科（編入学）卒業
　　　　学士（看護学）
2003年　聖路加看護大学大学院看護学研究科修士課程（看護学専
　　　　攻）修了
　　　　修士（看護学）
2020年　日本赤十字看護大学大学院看護学研究科博士課程（看護
　　　　学専攻）修了
　　　　博士（看護学）
現　在　淑徳大学看護栄養学部准教授

基礎看護技術の修得における初学者に対する教授者のはたらきかけ
―初学者自身が"感じをつかむ"ことに焦点をあてて―
　　　　　　　　　　　　　　　　　　　　淑徳大学研究叢書　37

2024年3月30日　第1版第1刷発行

　　　　　　　　　　　　　　著　者　　牧　野　美　幸

　　　　　　　　　　　　　　発行者　　田　中　千津子

検印省略

　　　　　　　〒153-0064　東京都目黒区下目黒3-6-1
発行所　　☎03(3715)1501　FAX03(3715)2012　　　株式 学文社
　　　　　　　振替　00130-9-98842　　　　　　　　会社

印刷／新灯印刷（株）　　　©MAKINO Miyuki. 2024　　Printed in Japan
ISBN 978-4-7620-3320-9　　乱丁」・落丁」の場合は本社でお取替えします。
　　　　　　　　　　　　　定価はカバーに表示。